花千樹

21世紀
精神病院
工作實錄

小鳥醫生 著

目錄

目錄

自序

精神病院給人的印象一向不太好。

小鳥醫生未曾學醫的時候，一直以為精神病院就像電影中那樣描述：一個簡陋骯髒的地方，裏面的人衣衫襤褸，衛生條件惡劣。一旦有人失智發狂，護士便會將他們捆綁，先注射藥物然後電擊。

出來工作之後，才發覺之前的想像大錯特錯。在21世紀，精神醫學的服務已經非常先進。香港作為國際大都會，開設的精神病院自然跟電影描述的那般有很大差距。

過去大家以為精神病人都會入住青山醫院，來到今天，其實港九新界一共有十五間「精神科日間醫院」，其中十間設有精神病房，合共提供約三千六百多張床位。事實上，在小鳥醫生工作的精神科病房，環境和設計其實跟其他專科的病房差不多。病房的空間寬敞，有電視，有電話，院內亦設有飯堂。病人可以自由在病房內走動，他們一般跟正常人沒兩樣，只有一小部分精神狀態不好的病人才會大叫大嚷。

香港的精神醫學服務一直在進步，可是，在大眾的心目中，精神病院的形象可能跟小鳥醫生未學醫的時候一樣，釘上了各種負面的標籤。小鳥醫生平時替病人診症，當中不少需要入院作進一步觀察和治療。只是這些病人和他們的親屬，一聽到精神病院便大叫怕怕，自願放棄令病情好轉的最好機會。

《21世紀精神病院工作實錄》中，小鳥醫生嘗試以第一身角度，令大家更加瞭解今天精神科病房的運作。全書有十個故

事，均以短篇小說形式寫成。每一個故事都以真實個案作為藍本，
只是病人的背景、外貌、性別、年齡都經過大幅修改。

　　這本書，從醫護人員的角度看，會對小鳥醫生工作時面對的困
難感同身受；從病人和親屬的角度看，可以對香港的精神科服務更
加瞭解；從社會大眾的角度看，每一個故事都發人深省，令人對自
己的生命作出深切反思。

小鳥醫生

原稿寫於 2021 年 2 月
更新於 2022 年 12 月

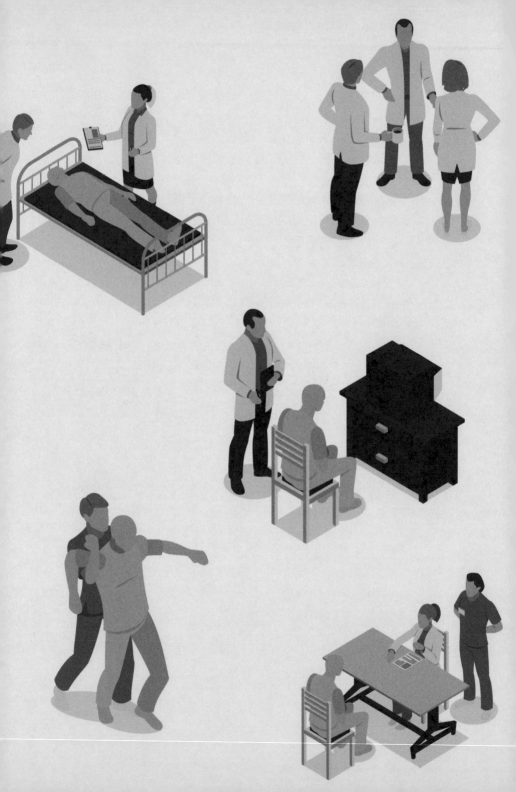

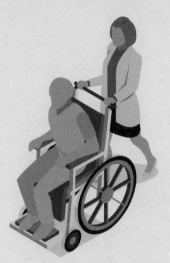
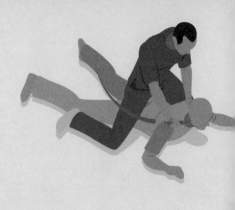

21世紀
精神病院
工作實錄

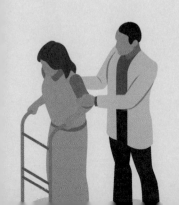
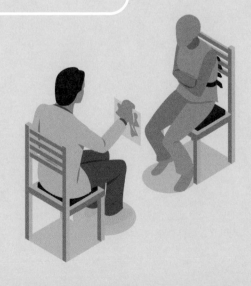

Case 1

我全家
都在吸毒！

陳香

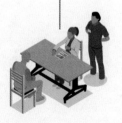

一　來自社康護士的傳呼

　　這一天下午，小鳥醫生吃了一個豐富的午餐。病房的工作早已做完，還剩下少許時間，正打算睡一個小午覺。

　　睡午覺並不是一個好習慣，這會打亂一個人的睡眠週期，影響晚上的睡眠質素。醫生常常告誡病人不要睡午覺，自己卻明知故犯。無他，日常工作太過忙碌，晚上休息時間不夠，只好日間補眠。

　　繫在腰間的傳呼機突然響起，這首熟悉的音樂總是令人焦慮。

　　小鳥醫生不情願地睜開雙眼，一邊猜著究竟誰在擾人清夢，一邊不慌不忙地拿出傳呼機。是不是病房的護士？可能只是病房的病人的抽血報告結果不太標準。小鳥醫生心想。

　　「社康護士陳姑娘。9527XXXX。」傳呼機上的屏幕顯示文字。

　　社康護士不會隨便傳呼醫生，他們多忙於外展服務，傳呼醫生的原因，通常是探訪病人之後發現病人的精神狀態不太穩定，請示醫生作進一步行動。

　　「你好。我是小鳥醫生。」

　　「你好啊，小鳥醫生，我是陳姑娘。不好意思，我有要事要找你。」

　　「什麼事？」

　　「最近有一個病人，不知道你有沒有印象，她叫陳香。」

「陳香？記得記得，她不久之前才出院。發生了什麼事？」

「就是這幾天吧，陳香的先生聯絡我們，告訴我們關於陳香最近的狀況。」

「變壞了對吧？跟往時一樣，她又再出現思覺失調的症狀嗎？」

「是的，但這次好像嚴重了一些。」

「上一次她的症狀已經十分嚴重，經常懷疑自己的老公有外遇，整天在家吵吵鬧鬧，先生和孩子都受不了她。這次還可以更加嚴重？」小鳥醫生倒抽一口涼氣。

「對啊。這次她的思覺失調症狀跟上次有點兒不同。同樣也是懷疑自己的家人，但是這次除了懷疑自己老公之外，連自己的孩子也懷疑。」

「我的天！懷疑他們幹什麼？」

「陳香說她在家經常嗅到有異味，懷疑家人都在吸毒。加上一直覺得丈夫有外遇，陳香開始變得暴力……」

「請繼續說。」

「……就是在昨天，她在極度憤怒之下打了丈夫一巴掌。之後還嘗試加以拳腳，幸好其他家人制止。」

「為什麼昨天沒有報警？」

「陳香今天在腦科有覆診嘛。家人打算在覆診之後勸她到急症室，然後送往精神科病房接受治療。一家人不要動不動便報警，對吧？」

　　小鳥醫生看一看電腦翻查紀錄，「她在今早已經覆診，那她到了急症室沒有？」

　　「當然沒有。她覆診之後滿腔怒火，匆匆回家，家人怎樣勸也勸不動。我們討論過之後，家人希望我們幫忙報警，協助送她到醫院。」社康護士回答道。

　　「所以傳呼我的原因就是⋯⋯」

　　「就是要醫生的協助，寫一張 Police Memo，讓警察可以幫忙，把病人送往醫院，作進一步治療。」

三 什麼才叫做妄想？

跟社康護士通電話後，小鳥醫生心情忐忑。心裏念掛著病人的精神狀態，也憂慮著病人家屬的安危。

本來想睡一個午覺，現在沒有心情，就算想睡也睡不著。只是警察行動也要時間，而現在是下午二時，看來在放工之前，陳香也不會出現在醫院之內。

小鳥醫生只好投入工作，完成手頭上未做好的幾份醫療報告。下班時間到便回家休息，泡一個熱水浴沖洗掉一天的煩惱。

———————————————

轉眼間是新的一天。小鳥醫生回到醫院，腰間的傳呼機又響起。

「你好。我是小鳥醫生。」

「這是 J6 病房。通知醫生你，陳香昨晚已經入院，請你過來看一看吧。」

「好的，沒有問題。轉頭便到。」

究竟昨晚發生了什麼事？病人是從什麼途徑入院？是不是警察將病人逮捕，然後直接送往病房？還是有其他更加迂迴的途徑？讀者可能還蒙在鼓裏。

原來昨晚的確是有警察出現在病人家中，只不過陳香最後願意妥協，跟隨家人到急症室，接受進一步治療。

我們的醫院非常特別，晚間還有精神科諮詢服務。只是苦了當值醫生，因為全晚只得他一個醫生待在精神科。急症室在接收陳香之後，馬上諮詢昨晚當值的精神科醫生。醫生作初步診斷之後，若果認為合適，自然會把病人送上精神科病房。

「你好。」小鳥醫生走到陳香床邊，神情帶一點擔憂，向她問好。

「我很好啊醫生，你呢？」

「我當然很好。昨晚發生了什麼事？為什麼突然進來這裏？」

「我也不知道發生什麼事，我想是一場誤會了吧。也許是我的家人認為我不妥，叫我進來休息一下。」

「那你自己認為呢？」

「我很不錯啊，精神爽利，睡得好吃得好。醫生啊，我究竟何時可以出院？」

陳香是精神分裂症患者,一旦復發,情緒未必會受影響,但會出現思覺失調症狀。可能是幻聽,可能是妄想迫害,因此小鳥醫生要問得清楚一點。

「那最近有沒有人待你不好?」

「這個……這個應該沒有。還是跟往時差不多。」

「沒有人在場的時候,有沒有聽到聲音?」

「當然沒有。我沒有復發啊醫生,只是有時候不依時服藥。」

小鳥醫生靈光一閃,「原來如此。社康護士跟我說,你的家人最近好像有點奇怪,是嗎?」

「是啊,他們都在吸毒。」

「為什麼你如此認為?」

「就是我在家經常嗅到一陣怪味!」

「那麼你有沒有親眼看見他們吸毒,或者發現他們藏有吸毒工具?」

「這……這可沒有。」

　　所謂妄想，通常是在事實的推論過程中出了問題。有時候即使妄想的內容正確，但是推論的過程如果含糊不清，也可以歸類為妄想。就像眼前的陳香一樣，只是嗅到一股怪味，沒有其他理據論證，便把事件歸因於家人吸毒，就是一個好例子。

　　小鳥醫生看看病房牆上的鐘，原來已經是早上十時，是時候要開每週一次的 Team Round，跟同組的上司和同事討論手頭上的每一個案例。

三 難治性精神分裂症

小鳥醫生衝進會議室，看看四周，幸好自己不是最後一個。

會議室坐著醫生、護士、職業治療師和社工等。我們這一組每星期都要開一次這樣的會議。坐在主席位置的是顧問醫生，旁邊有副顧問醫生和其他駐院醫生。小鳥醫生喜歡坐在角落，一來，自己人微言輕；二來，在角落偷看手機也不容易被發現。

會議室的門被推開，最後一位醫生剛剛到達，會議正式開始。

「小鳥醫生，你先說說這個星期最新入院的這一個病人。」顧問醫生首先發言。

「好的。」小鳥醫生費了一輪唇舌，歸納了陳香入院的來龍去脈。顧問醫生一邊聆聽，一邊看著前方的大屏幕，查看病人的背景資料。

「那麼，你打算怎樣治療這個病人？」

「陳香在最近一年已經是第三次入院，她的病情控制得不是太好。」

「那你認為是什麼原因？」

「我想⋯⋯可能她現在服食的藥物並未足以控制病情。上次住院的時候，quetiapine（喹硫平）控制不了她的病情，我們便將藥物轉為 risperidone（利螺環酮），只是她受不了副作用⋯⋯」

顧問醫生輕輕點頭。

「後來轉了這一種 olanzapine（奧氮平），她思覺失調的症狀才逐漸減退。」

「你的意思是？」

「可能我們需要考慮一些比較激進的治療手法，例如 clozapine（氯氮平）或者腦電盪治療。這個我初步跟病人談論過，她也沒有怎麼反對。」

Clozapine 是一種抗思覺失調藥物，效用比其他的都強，只不過副作用和風險很大。一旦服用，患者需要每週抽血及接受心電圖檢查，為期至少十八個星期。

而腦電盪就更加激進。患者在治療之前需要全身麻醉，然後醫生會在病人頭部兩側放上鐵片，最後通上高壓電流，藉此令病人經歷人造腦癇症發作，以改變大腦的化學訊息。病人在過程中會抽搐，但此治療方法是非常安全的，只是風險當然比服用抗思覺失調藥較高，也更加麻煩。

「這裏你好像寫上，」顧問醫生看著大屏幕，閱讀小鳥醫生早前寫下的紀錄，「病人服藥不是太過準時，是嗎？」

「對啊，她經常搞亂服藥的時間，也經常忘記吃藥。」

「那麼她上次入院，在轉換了目前這種藥物之後，思覺失調症狀便開始慢慢消失？」

「對啊。」

「這樣的話，我們可能暫時不用考慮 clozapine 或者腦電盪治療這些比較激進的做法。先讓她服食平時的藥物，觀察一下她的反應吧。」

無論是 clozapine 或者腦電盪治療，一般都是留給一些藥石無靈的精神分裂病人。醫學上有個名稱，叫做難治性精神分裂症 (treatment resistant schizophrenia)。這類病人就如其名稱一樣難以治療，但我們在作出如此診斷之前，必須確定病人是否已經確切遵從治療指引。

顧問醫生的建議非常合理，小鳥醫生不應該胡亂把病人診斷為難治性精神分裂症。轉眼間，便輪到下一位醫生報告。小鳥醫生鬆一口氣，電話卻收到一同坐在會議室的直屬上司的短訊。

四 醫生的另一雙眼睛

　　直屬上司是副顧問醫生，保養得宜的他，外表追趕不上他的年齡，有時候小鳥醫生跟他一起見病人，病人還會以為小鳥醫生比他年紀更大。

　　在會議中，上司在手機傳來短訊。由於會議時間有限，未必可以詳細討論每個個案，因為要討論病房中的所有病人。上司有時會於會議後補充，令病人得到更加全面的照顧。

　　「我從病人的檔案中，看到她從前接受了腦部手術。」上司在短訊中寫道。

　　「是的，好像多年前切除了腦下垂體。」

　　「你再查一查吧。腦部手術可能與她經常嗅到怪味有關，怪味未必是幻覺。」

　　「好的。」

　　「如果病人明白怪味是源於多年前的手術，她對家人的疑心可能會減少。」

　　上司的提醒非常合理。腦下垂體與嗅覺神經相當接近，病人當初切除腦下垂體，手術中難免會觸碰到嗅覺神經，造成不可逆轉的影響。

小鳥醫生在會議結束後，立刻翻查紀錄。原來陳香在十多年前視覺開始出現問題，只看到眼前的影像，兩側的卻看不到。

當時磁力共振發現，陳香的腦下垂體連同下方的視覺神經被腫瘤壓住，腫瘤必須用手術切除。切除後康復正常，只是需要定時吃藥。這是因為腦下垂體控制身體的荷爾蒙分泌，切除之後，需要外來補充荷爾蒙。

小鳥醫生心想，陳香嗅到的怪味，可能真的與這手術有關。就算關係不大，也可以作為病人嗅到奇怪氣味的合理解釋，令她不再懷疑家人吸毒。

過了幾天，小鳥醫生又來到病房。跟陳香談天之前，小鳥醫生習慣先跟病房護士討論病情。

「陳香這幾天如何？」

「她很正常啊，沒什麼奇怪事情發生。」

「上一次她因為聞到怪味，懷疑食水有毒，經常把水杯藏起來。這次有沒有同樣情況？」

「沒有啊。跟其他病人一樣正常的起床，正常的喝水吃飯，正常的活動。」

「這便好了。看來她的情況只是因為藥物吃得不定時，就讓我過去跟她談談。」

　　一個醫生就算診症技巧如何了得，總不能二十四小時陪伴病人左右。有時候病人善於隱藏症狀，我們必須透過密切的觀察，才能全面瞭解病人的心理狀態。

　　病房護士經常陪伴病人左右，觀察他們的一舉一動。他們的工作不只是照顧病人的生理需要，更是醫生的另一雙眼睛，直接提高醫生診症和判斷的效率。

五 遇見另一個陳香

「陳香請到護士站。」小鳥醫生在護士站擠迫的空間騰出了空位，多擺放一張椅子。

陳香精神奕奕。可能是藥物效果良好，思覺失調症狀早已煙消雲散。她一見到小鳥醫生便連忙打聲招呼，然後直接坐在小鳥醫生為她準備的椅子上，問道：「醫生，我究竟何時可以出院？」

這條問題，醫生每天都要聽很多遍。在精神科病院的病人，當中大部分都懷念本來的生活和自由的空氣，要求出院是理所當然。我們醫院也沒有法律權力強制病人留院，只是如果病人精神還未康復，我們必須盡量勸喻病人留下。

「我們想也差不多，只是有幾句話要跟你說。」

「是什麼話？」

「你還記得入院之前對家人有所懷疑嗎？」

「這些……這些……這些不重要的事情，都記不得那麼清楚了。」

「就是嗅到了怪味，懷疑他們都吸毒，對吧？」

「這個這個……好像有點印象。」陳香開始顯得尷尬，「我也真的是這樣認為。」

「現在呢？現在你覺得怎麼樣？」

「現在想起來，也真是有點不合理。只是我的確嗅到有怪味，即使在醫院也嗅到。只不過現在頭腦好像比較冷靜，嗅到了也沒有什麼感覺。」

抗思覺失調藥物的效果真的不錯。陳香在入院之前，只要一嗅到怪味，便會立刻有一些奇怪的想法，例如認為家人都在吸毒。現在她的思緒回復理性，雖然仍然嗅到怪味，卻可以與之共存。

「那冷靜下來之後，有沒有想過，這股氣味從哪裏來？」

「現在也沒有去想，怕想多了就自尋煩惱。」

「那你記不記得多年前，腦部做過一個手術？」

「記得記得。」

「腦下垂體的手術會觸及嗅覺神經，你聞到的奇怪氣味，可能是手術的其中一個後遺症。」

「原來如此。」陳香似懂非懂的點頭。

將心比心，若果醫生每天也聞到奇怪氣味，好奇心驅使下也會左思右想，希望尋找原因解釋這一種奇異的感覺。病人當然也是如此，只不過她有精神分裂，想法會更加偏執、更加奇怪。

　　醫生準備讓陳香出院，但出院前也要做足功夫。因為陳香無可避免聞到臭味，所以我們要給臭味一個合理解釋，好讓陳香不會把其他人當作罪魁禍首。

　　「又治好了一個病人。」小鳥醫生心想。踏著輕鬆的腳步下班，終於回到溫暖舒適的家。走進屋子打開雪櫃，打算替自己倒一杯冰水。

　　「為什麼玻璃瓶子裏會有檸檬片？」小鳥醫生大叫，好像忘記了屋子根本沒有其他人。之後馬上拿起手機，問問女朋友知不知道這件事情。

　　「為什麼盛冰水的玻璃瓶子裏會有檸檬片？」小鳥醫生問道。

　　「就是有消臭作用啊，水喝起來香一點。」

　　「為什麼要消臭，我們的水有異味嗎？」

　　「有一點吧，待會再講，現在正在工作。」

　　玻璃瓶子滿滿的盛著冰凍的開水，浮在水面的是一片片檸檬。小鳥醫生看著想著，開始為自己感到擔心，莫非家裏有另一個陳香？

小鳥醫生工作趣談

Team Round

如果病人進了醫院，治療就不是主診醫生一個人的事情。

其他的專科，主診醫生每天都要巡房，巡房的工作包括向病人問診、做檢查、看血液報告，還有其他的檢驗報告，然後初步制定治療方向，最後再向上司彙報。

精神科醫生不必天天巡房，因為病人精神健康的變化沒有生理的來得快。故此，大多數醫院的精神科部門都會設有每週一次的 Team Round，讓醫療工作者聚首一堂，討論每一個病人的病情。

精神科病人跟其他專科的病人不同的地方，在於病人的治療需要各方面的配合，並不是一種單一的治療方法就見成效。

一星期一次的 Team Round，除了醫生以外，還坐著不同的醫療專業人員，包括護士、職業治療師、醫務社工，有時候也會有心理學家，排排坐討論該如何治療每一個病人。

Team Round 之中可以學習的東西有許多，不只是自己負責的個案，其他醫生的個案有時候也極具參考價值。不過這本書之中的故事，全都是小鳥醫生主治的病人，自己負責的印象畢竟深刻一點。

Case 2

女人之苦

帶子

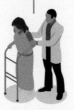

一 人工受孕還是人工受苦？

眼前的女人叫帶子。

帶子只是化名。小鳥醫生初次見她，看見她有對海鮮敏感的病史，加上髮型圓圓的，尤其凸顯其雪白的肌膚，活像一顆帶子，因而留下深刻印象。

上一次見她已經是三個多月前的精神科門診覆診。

「你最近怎麼樣？」

「還好。工作順利，沒有什麼壓力，心情一直也不錯。」

「那麼睡眠呢？」

「吃了藥物之後，睡眠還好。」

「藥物吃了有沒有不舒服？」

「沒有，我想我吃慣了。」

上一次見帶子，她的情緒非常穩定。這對醫生和病人而言都是好事。畢竟醫生也有懶惰的一面，病人精神健康自然不用費煞心思調校藥物，省卻很多功夫。

　　帶子在一年多前經婦科醫生轉介來到精神科門診。第一次見到她時，她的精神狀態非常焦慮，還有心悸、手震等症狀，需要處方抗抑鬱藥和鎮靜劑來紓緩。

　　但凡焦慮多數有其原因。帶子跟很多婦女一樣，肩負著生兒育女的任務。只是生兒育女講求緣分，有些夫婦因為各種不同的原因不育，這也不是誰的責任。

　　只是文化如此，帶子難免感到內疚。慢慢開始對一切憂慮，即使是雞毛蒜皮的小事，也會緊張萬分。焦慮感覺日積月累，最後再無辦法自行應對，需要轉介精神科尋求幫助。

　　在上一次覆診，醫生當然有問及她這方面的進展。

　　「早前你說過要準備人工受孕的事。」

　　「最近也沒有怎麼想了，畢竟失敗了許多遍。」

　　「那有沒有計劃？」

　　「暫時沒有啦，公立醫院的不育科也暫停了我們的覆診。以後有機會的話，便去私家做。」

　　「那麼先生呢？他的想法如何？」

　　「他⋯⋯他其實沒有什麼所謂，應該一直只是我想要吧。他一直十分支持我，我也十分感激。」

「這樣便好了，暫時就別要再想吧。但若果之後打算懷孕，一定要先跟我們說，以免我們不小心處方對胎兒不利的藥物。」

「知道了醫生。」

翻查紀錄，帶子在過去數年已經進行了無數次人工受孕，只是反反覆覆徒勞無功。當中有一次以為成功，卻原來是宮外孕，需要做額外的手術取出胚胎。

人工受孕是一個複雜的程序，當中有無數不同的步驟，包括取卵取精、體外受精、胚胎移植等。過程中，女士需要服用不少藥物和接受不同的小手術，艱辛無比。

記得小鳥醫生有一位親戚，從前每逢大時大節都會出現，最近一兩年間卻突然消失了似的。打聽之後才發現，她一直嘗試人工受孕，卻因為藥物副作用令面容變得浮腫，羞於見人。

上一次覆診看見帶子，她對懷孕的態度再沒有那麼偏執。小鳥醫生當然鬆一口氣，心裏暗暗的想：「這真幸運，又治好了一個病人。」

只是萬萬想不到，這次再碰到帶子，是在精神科病院裏。

三 胸口痛的原因

這一天，小鳥醫生從辦公室緩緩走進病房看病人。作為一個懶人，在未正式投入工作之前，當然要去一去廁所。

病房的廁所是職員專用，開啟需要鎖匙，而鎖匙則擺放在護士室門口。小鳥醫生走進護士室，正想拿起鎖匙之際，護士室當中的一位姑娘大叫：「小鳥醫生，你剛剛收了一個症。」

「什麼？」小鳥醫生的神經突然繃緊，彷彿突然間忘記了自己「人有三急」。

「沒有錯啊，是從外科病房入院的。」

「叫什麼名字？」

「馬小玲。」

「哦，原來是帶子。」小鳥醫生心想。

要知道精神病房接收病人不多，每個醫生每星期最多只有兩三個新病人，在淡季還可能沒有病人。但不要以為工作會比其他專科輕省，每接收一個新病人，都需要醫生仔細傾談，花最少一小時來探討病人病發成因及作出診斷。

小鳥醫生定下神來，說道：「好吧好吧。等我先上個廁所，然後再見這位病人。」

　　一個輕鬆的上午，小鳥醫生還以為有餘暇可以撰寫自己尚未完成的研究報告。只是這些僅餘的時間，現在又要歸還給自己愛惜的病人。

　　小鳥醫生從廁所出來，在護士室空曠的一個位置擺放好兩張櫈子。看一看新收病人的牌板，然後透過牆邊的咪高峰，邀請病人前來會談。

　　「你好，請坐。」

　　「你好啊，醫生。」病人慢慢的走到醫生面前，軟弱無力的坐下。

　　「數個月沒有見面，心情好像比過往差，對吧？」

　　「是的。你也看過我的醫療紀錄吧？」

　　帶子的醫療紀錄，醫生當然有看過。她數日前入住外科病房，原因是胸口痛。昨日外科病房醫生看見帶子有精神病的紀錄，加上她在病房悶悶不樂的樣子，於是諮詢精神科醫生，看看會不會接收病人。負責諮詢服務的醫生看過之後，認為病人需要進一步觀察，於是便把病人轉送過來。

　　為什麼胸口痛要進外科病房？這是另一個故事。原來大概在一個月前帶子確診乳癌。幸好在早期發現，只需要簡單的手術便可以解決問題。然而施手術的位置在手術後一直疼痛難當，影響工作，帶子只能一直在家受痛楚折磨，導致日漸消瘦，精神萎靡。

「現在痛楚怎麼樣？」

「外科的治療很好，現在沒有那麼痛了，只不過還有一點作嘔。」

「是疼痛的時候作嘔，還是在一般的情況下也有如此感覺？」

「疼痛的時候會嚴重些。我以為服食精神科藥物也會令人作嘔，所以最近少吃了些。」

「原來如此。稍後我會看看你現在服食的精神科藥物，再決定是否需要調整分量。」

帶子現在服食的只是血清素，但其實所有精神科藥物都有機會令人作嘔。精神科藥物可幫助患者回復情緒，但若果因為藥物副作用令患者對藥物產生畏懼，這便失去了處方藥物的原意。

小鳥醫生立刻在電腦上嘗試更改病人服用的藥物。但在這個時刻，小鳥醫生突然聽到上司的聲音。

三 是適應障礙還是抑鬱？

「小鳥醫生，你這個病人看完了嗎？」上司的聲音從背後傳來。

「看完了。」小鳥醫生輕輕搖頭，「她也真的十分不幸。」

「對啊。她在外科病房過來之前，也有其他精神科同事看過。」

「就是負責諮詢服務的同事嘛。他寫的紀錄我也有看過。」

在其他專科接受診治的病人，如果有精神問題，其他專科的醫生可以隨時諮詢精神科。我們醫院有一整隊同事負責諮詢服務，當中有醫生，亦有專科護士。

「他們說病人可能有抑鬱，你認為呢？」

「剛才跟病人傾談，她沒有明顯的抑鬱症狀，而她的不快和痛苦，好像都是由她身體上的毛病所引起。」

「所以呢？」

「所以對病人的診斷可能是適應障礙多於抑鬱。」

適應障礙症患者也有抑鬱和焦慮的症狀，但是症狀比較輕微，未必符合抑鬱在診斷指南中的條件。而抑鬱和焦慮的症狀，必須為某事件壓力引發的負面情緒反應。跟抑鬱症不同，對適應障礙症患者而言，只要壓力消失，症狀便會消失。治療當然比抑鬱簡單得多，住院時間也短得多。

但是精神專科護士也提到，病人的家人信誓旦旦，說帶子在家時情緒非常有問題，難以照料。

「對。這個我也可以去查一查。」小鳥醫生馬上回答。

家人與病患住在一起，必定比醫護人員更瞭解病人。對於每一個入院病人，醫生也有責任跟病人家人詢問病歷，幫助診斷及治療。

小鳥醫生馬上找一個比較安靜的地方，在牌板上尋找病人的丈夫的電話號碼，然後拿起桌上的電話聽筒並按號碼鍵。話筒響了兩聲，另一端傳來一把低沉的聲線。

「你好。」

「你好。我是美麗醫院精神科小鳥醫生，帶子的主診醫生。」

「原來是小鳥醫生。」聲線變得更加認真，「找我什麼事？」

「沒有什麼事，只是想知多一點帶子在家的情況。」

「原來如此。她在手術後一直在家休養，我和其他家人一直輪流看護，日子真不好過。」

「照顧病人十分辛苦，醫生也很明白。可以說多一點嗎？」

「帶子每數小時便復發一次，我們真不知道怎樣處理。」

「何謂復發？」

四 這是哪門子的「復發」？

小鳥醫生心頭一震，心想：復發？這可嚴重了。病人可要住醫院一段時間，我也再沒有什麼餘暇去睡午覺。

「帶子發作的時候，我們家人真的受不了。」

「是什麼的一回事？」

「她就是不斷嚷著痛啊，想暈啊，想嘔啊。」

「她剛剛完成手術，當然會有些副作用。她還有沒有其他異常的地方？」小鳥醫生好像鬆了一口氣，覺得病人的所謂復發與情緒無關。

「她喊著痛的同時，還像情緒失控的樣子。說自己很辛苦啊，很不開心，還要生要死，一定要我們去看看她，聽她訴苦替她按摩，諸如此類。我和其他家人快要受不了。」

「原來如此。那如果她在沒有發作的情況下，精神狀態怎麼樣？」小鳥醫生的這個問題非常重要，就是要分辨病人是真的抑鬱，還是只是情緒控制出現問題。

「她很正常啊，如常在家活動，做自己喜歡做的事情，情緒沒有什麼異樣。啊，醫生……啊！」病人的丈夫聲線變得緊張，「我們認為她的情緒可能真的有點問題。這是不是抑鬱啊？你們不要這麼快送她回家。」

小鳥醫生已經得到心中想要的答案，輕輕交代了幾句便掛上電話，拿起牌板，記錄剛才的通話。

就在這個時候，小鳥醫生背後傳來病房護士的聲音，「小鳥醫生，帶子剛剛走進護士站，要求見你啊。」

小鳥醫生還未趕得及停下書寫，呆了一呆。這莫非就是帶子丈夫所說的復發？「讓我先想一想。」小鳥醫生回答道。

「這個帶子，」小鳥醫生在腦海內自言自語，「抑鬱症的症狀並沒有持續性，只是數小時一次情緒爆發，中間間斷的時間卻像正常人一般。這種情況不太像抑鬱的病人。」

「但是人面對痛楚和疾病，」小鳥醫生一邊書寫一邊回憶起個人經歷，「難免出現性格上的轉變。想當年我曾經因為氣胸（俗稱「爆肺」）入院，小手術之後痛楚難當，在病床也是不斷呼喚護士要生要死。其實一半是因為疼痛，一半卻是想人注意和陪伴。」

「這個帶子現在也相安無事，姑娘也沒在牌板中彙報些什麼情緒失控的事情。」小鳥醫生從護士室的玻璃窗偷看帶子的動靜，心裏暗忖：「我想，她『復發』時的心理應該跟我當時入院的情況差不多吧。」

處理這一類型的所謂復發，如果每一次也像病人丈夫一般，以百般呵護作為回應，只會鼓勵和強化病人如此的行為。周而復始，病人每次發脾氣之後都得到滿足，相同行為的嚴重性便會加強。這不是抑鬱症，而是入門級別心理學。

　　小鳥醫生立刻站起來，但不是去找病人，而是走到護士站門邊，瀟灑地跟護士說：「我明天才見帶子。」然後拿起職員專用廁所鎖匙，走到廁所，完成這個早上未有時間完成的事。

五 是什麼造成女人之苦？

第二朝清早，小鳥醫生沒有立刻去看帶子。吃完早餐，準備好個案的文件，便到會議室進行每週一次的 Team Round，討論住院的每一個病人。

一開始說話的醫生不是我，是旁邊的一個女孩。她負責諮詢服務，上週新收了很多病人。小鳥醫生在一旁聽著，心裏想著的卻是帶子的情況。究竟她在病房會不會情緒爆發？雖然牌板沒有記錄任何情緒不穩定的情況，但是小鳥醫生還是有些擔憂。

「小鳥醫生。」聲音突然從顧問醫生口中傳來，「你這個星期有什麼新病人？」

小鳥醫生馬上彙報。由帶子從前因為人工受孕產生的困擾，到現在乳房手術後的種種後遺症，鉅細無遺的一一描述。

「你的意思是，她的情況不像一般的抑鬱症，反而是情緒因為適應自身疾病出現問題，對嗎？」

「是的。從她丈夫的描述和我自身對病人的觀察，她應該不是抑鬱症。現在她在病房，也沒有什麼大問題。」

顧問醫生頭一轉，向病房護士發問：「帶子在病房的情況如何？」

「她每天都是乖乖的，躺在床上或是坐在床邊。」護士接話，「只是胃口不太好，經常作悶作嘔，給她的食物都沒有吃光。」

「那她有沒有發脾氣？」小鳥醫生緊張的追問。

「這可沒有。」護士不慌不忙的回答，「就像普通人一樣喔。」

這確定了小鳥醫生心中的假設。病人的所謂情緒爆發，不是因為精神病，卻是因為環境所致。在家中，帶子被愛護她的人圍繞，大呼小叫可以獲取更多關懷。只是在醫院卻此路不通，因為隨意叫喊可能會被捆綁，出院無望。

「你剛才說到，病人有點作嘔的情況，對嗎？」顧問醫生突然重提病房姑娘的話。

「是啊，就像剛才所說的一樣，病人經常作悶作嘔。」

顧問醫生又轉過頭來問：「小鳥醫生，你認為要如何處理呢？」

「我早前也想過這個問題。」小鳥醫生自信地回答，「這個病人一直服用血清素，但血清素其中一個常見的副作用就是會令患者作悶作嘔。」

顧問醫生點頭。

「病人對我們處方的血清素也不是太有信心，認為血清素是作嘔的其中一個主因，所以自行減少服用。」小鳥醫生續說，「即使

43

病人不是抑鬱症,而是適應障礙症,抗抑鬱藥也有助維持病人情緒穩定。」

小鳥醫生不待顧問醫生回應,繼續建議,「我已經把病人本來的血清素劑量慢慢減低,然後加上另一隻抗抑鬱藥 mirtazapine(米氮平)。」

「這種藥較少會令人嘔心,也可以令人改善胃口。是你的主意嗎?」顧問醫生面露笑容。

「不。我當然跟上司討論過,是上司的意見。」小鳥醫生受寵若驚,一手指向一同列席會議的上司。

「好吧。既然病人情況穩定,藥物也調校妥當,也是時候出院吧。讓我們完成餘下的個案。」

小鳥醫生在完成會議後,趕緊回到病房,與病人討論出院細節。不要以為安排出院是很簡單的事宜,我們要跟病人討論,也要先聯絡家人,然後準備四五份文件,才可以安心讓病人離開醫院。

「帶子請進入護士室。」小鳥醫生在咪高峰喊道。

帶子步履輕盈的走進來,眼神雖然略帶疲倦,但看來在醫院睡得不錯,「醫生你好啊。」

「聽病房姑娘說,你想找我談一談,對吧?」

「對啊醫生,我想出院。」

「我們剛才開會討論過，就你的情況而言，出院沒有什麼問題。你有跟丈夫商量過嗎？」

「有啊。他剛好今天有空，可以帶我回家。我已經叫他給我帶一套乾淨衣服，他也準備妥當了。」

有些病人會像帶子一般先斬後奏，先把親人叫來，帶備出院所需物件，然後向醫生施加壓力，希望可以提早出院。但這種方法當然不是萬試萬靈，出院與否始終需要醫生的專業判斷，不是一些普通的小把戲就可以左右得到。

「這樣的話，我們便安排你今天出院。」

「好啊醫生。」病人興奮的回答，「我還有一個問題啊，醫生。」

「什麼問題？」

「現在我一方面在服食治療乳癌的荷爾蒙藥物，另一方面，你們也給我處方精神科藥物。我究竟何時可以停藥？我還想試一試人工受孕。」

女人之苦，是命運安排，是社會壓迫，還是個人問題？這真的誰也說不上。

精神醫學小知識

適應性障礙 vs 抑鬱症

適應症障礙（adjustment disorder）這個醫學名稱不太普及，未必有很多人聽聞過。

適應性障礙患者的確會有抑鬱的情緒，也有焦慮的症狀，只是症狀的持續時間太短，嚴重程度和對生活的影響也不符合抑鬱症的診斷標準。

在明顯的壓力之下，短時期內常人也有可能出現抑鬱或者焦慮的情況。不過，隨著壓力的緩解，加上身邊人的支持，大多數人可以慢慢復原。這陣短期的憂鬱，大多可以稱為適應症障礙。

關於適應性障礙的治療，醫生當然可以處方抗抑鬱藥和安眠藥以調整病人的情緒和症狀。但病人最需要的，卻是親友的鼓勵和充分的休息，讓身心好好適應眼前的壓力。

適應性障礙症狀雖然沒有抑鬱症或者焦慮症般嚴重，但若果處理不當，有些時候患者在承受巨大壓力過後，有可能發展成為創傷壓力症候群，長期影響情緒和生活質素。這情況患者和身邊的照顧者也要多加留意。

想認識更多抑鬱症的資訊嗎?

歡迎到小鳥醫生的 Youtube 頻道收看
「抑鬱三分鐘」系列

https://www.youtube.com/playlist?list=PLQCXsoCEOB0Pe
wAlMiM14iBPr7JeQyqZ1

只求一頓
安樂茶飯

家安

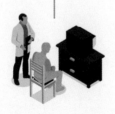

一 人來人往

「好吧，這次會議已經完結。有沒有同事有補充？」顧問醫生在 Team Round 結束之時問道。

在座醫護人員一片寂靜。

「那好吧。」顧問醫生繼續講話，「這一天也正好是熊仔醫生最後一天在這裏工作。他第一天在精神科工作，就是在這裏開始。希望他有一個錦繡前程。」

熊仔醫生連忙回應：「感謝各位上司提攜。你們一直待我不薄，以後有緣再會。」其他同事也紛紛拍手。

熊仔醫生可算是我的師兄，資歷比我長，一直也教導我不少知識和做人道理。現在他突然離職，雖然背後的原因可喜可賀，但也總教人依依不捨。為此，小鳥醫生上個星期也特地叫熊仔醫生和他的女朋友上小鳥醫生的家裏用膳，以作餞行。

「好了。」顧問醫生打斷了大家歡欣的情緒，「熊仔醫生現在負責的幾個病人，他走了之後，可以給誰負責？」

這就是代表要增加工作。在會議中的醫生你眼望我眼，互相謙讓一番。但畢竟工作還是要人做的，大家趕快選擇自己認為比較適合的病人，替代熊仔醫生的工作。說時遲那時快，剩下的就只有兩個病人。

「小鳥醫生。」顧問醫生再度開腔,「這個叫林豐的病人,就由你負責吧。」

「林豐?」小鳥醫生打趣地說,「我可不愛聽廣東歌,還是要另一個病人家安吧。上一次入院,我也是他的主診醫生,有一點感情。」

記得家安上次入院,逗留時間不長。他是一個抑鬱病人,但因為家庭環境影響,晚上睡不著覺,需要依賴安眠藥。慢慢安眠藥越吃越多,每天服食數十粒,最後需要入院戒藥。

但究竟是什麼的家庭環境會對家安造成如此影響?原來家安早已離婚,由他撫養兒子,他卻和兒子不咬弦,整天在家爭吵。兒子越大越反叛,為了逃避跟爸爸接觸,把睡眠的時間押後,日夜顛倒。爸爸睡覺的時候,他就在家中活動;到爸爸起床,他就蜷縮在被窩中睡覺。這樣子的家庭環境,試問家安如何能夠睡得好?

家安的性格有趣得很,經常面帶笑容,舉止風騷,即使看見醫生也是始終如一。如果不是熟悉家安,一定會以為家安可能患有躁狂症。

結束會議之後離午飯尚有少許時間,小鳥醫生把握機會,立刻走上病房,見一見這個久未重逢的「舊朋友」。

二 惹禍的去抑制效應

小鳥醫生到了病房，找了一個舒服的位置，正打算叫家安過來談話，背後突然有一把熟悉的聲音。

「小鳥醫生，還記得我嗎？」熟悉的聲音叫住小鳥醫生。

小鳥醫生轉身。開始時還認不出這副容貌，之後總算如夢初醒，「我記得你，你是家安嗎？」

這其實也怪不了小鳥醫生，要知道家安已達中年，衰老速度比年輕人快很多，上一次入院已經是年多前，歲月難免偷走一個人的容貌和青春。眼前的家安頭髮比往時稀疏，身形還脹了一個圈。

「當然。我剛剛聽護士說，你現在是我的主診醫生，是嗎？」

「消息為何傳得這樣快？」

「就是熊仔醫生走了，我又擔心治療進度，於是便經常詢問病房護士，他們也開始覺得煩厭。所以你們剛剛開完會，我便率先逮著剛上來的護士，看看情況如何。」

「原來如此。那麼先坐下吧，我們慢慢再談。」

家安輕鬆地坐下，面帶笑容，和藹可親。在 21 世紀的精神病院，住院病人不再是電影裏看到那些衣衫襤褸的瘋子，外觀與正常人無異。

「你最近吃多了安眠藥,是嗎?」

「對啊,還喝多了酒。」

「現在每天喝多少酒?」

「大概每天半瓶威士忌吧。威士忌最便宜。」

小鳥醫生也有喝酒,最愛也是威士忌。只不過所喝的威士忌千挑百選,一定也不會太便宜。而對酒精產生依賴的人,所需的只是酒精的「藥用」成分,威士忌的質素,當然不在考慮之列。他們喜歡挑便宜貨,慢慢地只會喝一兩種酒。

「那為什麼喝這麼多,又吃那麼多安眠藥?上次入院不是戒掉了嗎?」

「不就是因為我那個兒子吧。日夜顛倒,在我睡覺的時候一直發出聲響噪音,實在令人受不了,好像是要威脅我搬出去似的。」

「上次不是替你安排了分戶調遷了嗎?」

「安排是安排好,只是政府部門的工作效率也是一個問題。加上這一年新型冠狀病毒影響,到了現在依然是毫無回音。」

有的時候,有些在公屋居住的精神病患者會因為各種不同的需要,要求調遷或者分戶。醫生和社工會評估情況,看看病人的實際需要和精神狀態,繼而作出決定。

家安從前一直不肯分戶，因為分戶代表同居的其中一方需要調離原本的那一區。而家安和他的兒子都不肯離開自己熟悉的社區，所以雙方一直僵持不下。直至上次入院，家安終於願意妥協。

小鳥醫生繼續看家安在電腦的紀錄。在社康護士最近一次的探訪紀錄上，發現了一樣特別的事情。

「家安，社康護士最近有探訪過你嗎？」

「讓我先想想。」家安抓了抓頭皮，「好像也有，試過電話通話。」

「你的脾氣不太好，對嗎？」

「也不是不太好，我也忘記了那天說了些什麼。只是我現在每天也在家喝酒，可能那時候醉醺醺，罵了護士一頓吧。」

酒精害人，這個大家都很熟悉。酒精除了影響判斷力，還會讓人做出平時不敢做的行為。這種情況中文叫做去抑制效應 (disinhibition)。

小鳥醫生從前也有不少病人同時濫用安眠藥和酒精。在藥物和酒精的影響之下，他們的神志開始迷糊。去抑制效應令他們做出平時沒有膽量做，卻又不合乎社會規範的事情。有些最後因為盜竊被捕，要小鳥醫生替他們撰寫醫療報告。

　　可幸的是，社康護士的紀錄之中，也沒有提及病人其他的行為問題。根據家安過往的紀錄，他在醉酒之後通常也只是吵吵鬧鬧，沒有什麼其他特別的需要擔心。

　　「你這樣發脾氣不太好吧。」醫生也要裝腔作勢，令病人知道自己的過錯。

　　「我也知道是自己不好，所以才進來醫院戒藥戒酒。」

　　「這個……」醫生也一時語塞。

　　「醫生，我有一個問題想問，非常重要的。」

　　「什麼問題？」醫生有些驚訝和好奇。

三 震顫性譫妄的驚嚇

「醫生，究竟我要在這裏住多久？」

「為什麼這樣問，熊仔醫生沒有告訴過你嗎？」

「他有說過，但是我不太相信。這裏的很多病友經常跟我說，不要相信『醫生會讓你盡快出院』這些屁話。」

「那麼上次入院，我也是你的主診醫生，那時候你待了多久？」

家安用心地想了一想，「大概兩個星期吧。」

「那就是啊。今次跟上次差不多，醫生也用不著欺騙你。」

家安的話其實有些道理。要知道美麗醫院的精神科病房，並沒有法律權力拘留精神科病人。有時候病人尚未完全康復，仍然需要接受治療，但他們一心要離去，這個時候，醫生只好連騙帶哄，希望病人能逗留一日多一日。

家安的個案不同。家安除了安眠藥和酒精的依賴之外，並沒其他精神問題。處理這一類病人，只需要處方鎮靜劑，預防安眠藥和酒精的撤出反應便可，並沒什麼其他可做。之後一步一步削減鎮靜劑分量，病人對酒精和安眠藥的依賴便會大大減退。

「醫生，我沒有說你騙我，只是問一問吧。之前熊仔醫生處方了鎮靜劑給我，服用後我感到很舒服，以後會一直處方給我嗎？」

「當然不會。這些鎮靜劑只是為了預防安眠藥和酒精的撤出反應，劑量將會逐漸減少。」

「什麼撤出反應？」

「服用任何藥物一段時間，若然突然停止服用，身體會很不習慣，會造成各種不適。這種情況在安眠藥、鎮靜劑和酒精尤其明顯。」

家安天真地笑道：「那也不會很嚴重吧？」

「一般不會很嚴重。」小鳥醫生輕輕點頭，「但如果長期服用大量安眠藥或者飲用大量酒精，一旦突然停止，患者有可能癲癇發作，學名叫做震顫性譫妄（delirium tremens）。在這個情況下，患者還有可能產生幻聽和幻覺的症狀。」

「你不是開玩笑吧，醫生？」家安嘗試以笑容掩蓋恐懼。

「我從前也曾負責精神科的諮詢服務，其他病房經常有醉酒病人在進院後無故抽搐。」

「這是何故？」

「就是因為處方的鎮靜劑根本不夠預防撤出反應。這其實是很危險的事，隨時有生命危險。」

醫生不是恐嚇病人，這些個案實實在在每天都發生。人們常常以為只有飲酒或者濫用安眠藥才是危險的事，殊不知，突然停止服用，對生命的危害可能更大。

有些病人為了向身邊人展示自己意志堅定，突然停止一切濫用酒精或者安眠藥的行為。這樣做固然志氣可嘉，但這些個案最後卻多數落得入院收場。

小鳥醫生平時在門診也會勸喻病人戒酒，但同時也會叫他們量力而為，一步一步減低濫用分量，身體才可承受得住。

「但我真的很想早日出院啊，這裏很悶，大白天沒有什麼可以做，沒有什麼朋友，又不能使用手機。」

「這個……依照你的進度，應該下個星期開會之後可以出院。我們盡快給你安排吧。」

「不如你讓我使用手機吧。」家安向醫生提議。

「病房有病房的規矩。如果你想日子過得不那麼沉悶，我們可以轉介你白天到職業治療部活動一下。」

「又做廉價勞工……算了吧。你照樣給我轉介，看看我到時心情怎樣。」

參加職業治療部當然不代表就這樣成為廉價勞工，因為那裏沒有工資，準確而言是無價勞工。在職業治療部可以參與各式各樣的活動，可以做小手工，可以使用電腦，也有治療師評估病人的工作和獨立生活能力。在那裏的日子，比病房的多姿多彩。

小鳥醫生肚子突然發出聲音。看一看鐘，原來是時候放低手上的工作，醫治一下自己的肚皮，於是馬上跟病人道別，一溜煙的走到了醫院職員飯堂。

（四） 突如其來的高血壓

之後的幾天，小鳥醫生一直沒有找家安。

小鳥醫生只是一直在遵守早前的承諾，替家安逐漸減低鎮靜劑的劑量。根據病房護士的報告，家安並沒有出現任何撤出反應，也沒有任何震顫性譫妄跡象。

小鳥醫生當然也給家安轉介職業治療。一如預期，家安對此並不是太過雀躍。當天心情好，便在職業治療部活動一下；心情不好的話，情願躺在病房的床上輕鬆一下。

家安沒有其他精神疾病，病房護士也甚少向小鳥醫生報告關於家安的事情。家安跟病房的關係，倒像租客與房東。

這天下午，小鳥醫生剛從精神科門診趕回醫院。收拾好東西，穿起醫生袍，便走到病房繼續工作。走進病房不過數秒，便傳來了家安的聲音。

「小鳥醫生，有要事找你啊。方便傾談兩句嗎？」

「不是跟你說過嗎？」小鳥醫生機械式的回應，「像你這樣的情況，再過幾天便可出院，你的情況也挺穩定的。」

「不是因為這個，有別的事情想問你。」

「好吧。你先回去休息一下，我待會再叫你。」

在一般情況下，我們不希望病人直接找醫生傾談。這是規矩的問題。如果病人有任何疑問想跟醫生討論，我們希望他們先跟病房護士報告，再由護士轉達醫生。

初來報到的醫生，一般都不懂得如何去畫下這一條界線。但若然處理不當，只要醫生到病房工作，病人就會湧到護士室門口，連珠炮發地詢問，這是大家也不願意見到的景象。

「家安請到護士站。」家安二話不說衝進來，小鳥醫生找了一個空間，讓自己跟病人舒服的坐下。

「什麼事找醫生？」

「我想問一問，如果發覺自己有高血壓，應該如何處理？」

「你有高血壓嗎？電腦沒有相關的紀錄。」

「就是這幾天，病房職員給我量度血壓的時候，總是覺得心跳加速。」

小鳥醫生馬上查找家安在病房的血壓紀錄，仔細地研究過後，小鳥醫生舒了一口氣，「你的上下壓頗為穩定，上壓是在一百三十左右，下壓在七十至八十之間，心率也只是一百左右，何來高血壓？」

「那心跳加速呢？心跳加速不是代表高血壓嗎？」

「心跳加速有許多可能性，你入院之前一直在服用大量安眠藥和飲用大量酒精，這也許是其中之一的原因。我們雖然已經給你鎮靜劑，但是⋯⋯」

「一定是鎮靜劑的劑量不夠。」家安拍一拍大腿。

「鎮靜劑可以預防一些嚴重的撤出反應，但是也難免有些漏網之魚。你除了心跳問題之外，還有沒有其他的症狀？例如⋯⋯」

「我沒有什麼不適啊，就只有間中的心跳而已。」

「那有沒有手震、出汗、頭暈等？」

「都說沒有啦，醫生。」

「好吧。那你現在知道自己到底有沒有血壓問題了吧？」

雖然醫生早已處方鎮靜劑給病人，但有時鎮靜劑的劑量未必足夠。醫生和護士需要時刻跟進，看看病人到底有沒有嚴重的撤出反應，再因應情況調校鎮靜劑的劑量。

家安雖然有撤出反應，但程度屬於輕微，不足介懷。到現在為止，鎮靜劑的劑量已經比入院時大大降低。小鳥醫生心想，家安距離出院的日子不遠了。

五　安樂茶飯得來不易

過了幾天，又是每週一次的 Team Round。

家安出院了沒有？當然還未。他的情緒一直非常穩定，而鎮靜劑的劑量，也早已減至為零。他還未出院，是因為多數病人出院必須經 Team Round 決定。

Team Round 有各方治療團體參與。醫生看病人有醫生的角度，護士看病人也有護士的角度，Team Round 可以讓我們對病人有一個更立體的描繪，準確評估病人出院後的風險。

「小鳥醫生。」會議過了一會，新症談論完畢，顧問醫生開始討論舊症，「你的這個家安，看來差不多可以出院了吧？」

「對，他的情緒十分穩定，現在已經不用服用鎮靜劑。他亦沒有出現任何撤出反應。」

「病房對家安的觀察呢？」顧問醫生繼續問道。

「家安沒有什麼特別，平時與其他病人相處也很不錯，只是間中嚷著要出院。」

「原來如此。早前好像提及過，他跟兒子的相處有些問題，公屋調遷的進度如何？」顧問醫生轉頭向醫務社工跟進情況。

醫務社工對於精神科病人的治療非常重要，他們工作種類繁多，其中最重要的一項，就是要替病人謀取應有福利。小至傷殘津貼及綜援，大至公屋的恩恤安置，都要經他們評估處理。

「房屋署早已接受分戶安排，但他們需要一些時間去處理餘下的程序。病人好像對分配公屋的區域有些要求，是嗎？」醫務社工望向小鳥醫生。

「是的。」小鳥醫生回答，「他雖然同意遷出現有居住地點，但心裏還是希望可以搬到鄰近的地區。」

「原來如此。」醫務社工點頭，「我們嘗試替他安排一下吧，雖然未必一定符合他的理想。」

「好了，就這樣決定吧。情況穩定的話就替他安排出院的手續。下一個。」顧問醫生繼續發號施令。

家安的去留就這樣決定下來。小鳥醫生完成餘下的會議，鬆一口氣，然後離開醫院，在下午的門診之前吃一頓飽飯。

第二天回到醫院，傳呼機突然響起。電話接通，原來是病房的護士。

「不好了。」護士在電話的另一端焦急地說，「家安嚷著要離開，說你上星期早已批准他出院。」

小鳥醫生仔細想一想，答道：「原來如此。我立刻過來。」

小鳥醫生從辦公室跑到病房，直接走到家安的病床旁邊，他正在病床旁邊踱步，一看到小鳥醫生便連忙追問：「醫生⋯⋯」

「現在立刻替你安排出院。」醫生搶先說下去。

「醫生，不是早已說好了嗎？」

「對不起，我昨天忘了替你安排。現在立刻做。」

家安面露笑容，拍一拍醫生肩頭，「好吧，不用道歉，醫生，我們那麼熟稔。」

小鳥醫生立刻走到護士站的電腦前，把所需文件準備好，安排家安的出院手續。心裏有一點焦急，卻也在暗暗嘆息：除了熊仔醫生之外，又有一個熟悉的人要離開這裏。

小鳥醫生的手提電話突然震動，原來是女朋友的來電。

「不好了。」電話傳來女朋友驚惶失措的聲音。

「怎麼不好了？」小鳥醫生趕緊追問。

「我剛乘坐的士出市區，卻發現自己的電話遺留在的士內。你可以替我登入我的蘋果帳號，然後發出追蹤訊號嗎？」

不止家安，世界上每一個人，如果想要有一餐安樂茶飯，也是毫不容易的事。

小鳥醫生工作趣談

醫務社工與社康護士

醫務社工的工作就是要為病人和其家屬提供適時的心理輔導和實質援助，協助他們處理因為疾病引起的心理問題，或者是社會適應問題，令他們在康復之後能夠盡快融入社會。

在精神科門診見病人的時候，如果病人有就業問題，醫生會把他們轉介到醫務社工部，醫務社工會提供就業方面的協助。有些病人需要心理輔導服務，但醫管局的心理學家服務輪候時間一般較長，在這個情況下，醫務社工也可以提供另一個選擇。

有時病人在社區缺乏支援，因病失去工作能力卻又無親無故，醫務社工可以替他們安排各式各樣的社區服務，透過參與活動充實自己，認識不同的同路人，豐富自己的生活。

如果病人有經濟上的需要，醫務社工也可以替他們安排申請各式各樣的經濟援助，最常見的就是傷殘津貼和殘疾人士登記證（俗稱白卡）。

社康護士一般為精神科護士，但有時候也會由其他的醫療工作者（例如職業治療師）擔任。他們會定期致電或者探訪病人，瞭解病人的精神狀況之後撰寫報告。

如果病人的精神狀況突然轉壞，社康護士會致電病人的主診醫生，商討緊急的治療方案，包括應否入院留醫，或者提早覆診等。社康護士是醫生的另一雙眼，讓醫生更全面地得知病人的精神狀態。

愛是……

莫秀

一 為什要受苦痛的煎熬

病人情緒出現問題，是不是總有原因？

這天又是一節沉悶的門診。

要知道在公立醫院的精神科門診，工作量非常繁重。醫生在一節上午或者下午的門診當中，需要處理至少二十五個舊病人和一個新病人。每一個新病人需要至少半個小時，而舊病人每個則只能獲分配大概五分鐘的時間。

「你好，請坐。」

一名中年女子惶恐地走進診症室，以顫抖的雙手把覆診紙遞向醫生，陪伴病人走進來的，是另一個年紀相若的中年女子。

「不用這個了。」小鳥醫生打開話題，「這位是……」

根據記憶，這位病人每次覆診也是單獨前來。這次帶來夥伴，可能代表了些什麼。

「我是她的表姐。」旁邊的女士回答。

「原來如此。好吧，莫秀，最近怎麼樣？」

莫秀是病人的名字，優雅得來卻帶點武俠小說的味道。莫秀莫秀，現在她看來真有點愁。

「我……我晚上睡得不太好。」

「是難以入睡還是經常醒來？」

「兩者皆是。醒來之後經常心跳加速，滿頭大汗，之後再也睡不著。」

「那最近有沒有什麼令你擔心或者緊張的事情？」

「這……這可沒有。」莫秀的手顫抖著。

莫秀一直因為焦慮和抑鬱症在精神科門診覆診，早前一直情況穩定，只是大半年前因為財務問題試過短暫復發，但住院之後並無大礙。不知這次復發的原因會不會又跟財務有關？

醫生看一看莫秀的手，問道：「你平時也是這樣子的嗎？」

莫秀一臉無辜地答道：「這個……這個我也控制不了，平時就是十分緊張。」

「這些症狀出現了多久？」

「大概……大概是這個月開始吧。」莫秀看著醫生，雙手又抖了幾下。

「記得上次入院嗎？上次你的財務狀況出現問題。今次呢？」小鳥醫生一邊看著電腦紀錄，一邊發問。

「財務狀況沒有問題，家人已經幫助解決。我⋯⋯」淚水從水汪汪的眼睛奪眶而出，「我也不知道這次發生了什麼事。」

「不要緊，我們可以先替你調校藥物，下一次早點來覆診。」醫生看一看鐘，原來已花了不少時間。由於莫秀不肯入院治療，目前只有調校藥物一途。

小鳥醫生繼續完成當天餘下的工作。在往後的幾天，偶爾也在想，這個莫秀為什麼突然間情緒變壞？小鳥醫生萬萬想不到，這個問題的答案，會在一星期後的美麗醫院精神科病房揭曉。

二 16 號愛人

「你好，我是小鳥醫生。」這天小鳥醫生獨個兒在醫院餐廳吃早餐，享受悠閒一刻之際，傳呼機突然響起，小鳥醫生當然需要馬上回覆。

「小鳥醫生，我們是病房打來的。」電話另一邊的聲音是屬於一位女士，相信是來自女性精神科病房的姑娘，「昨晚我們接收了一個新的病人，你是他的主診醫生。」

「什麼？」小鳥醫生差點打翻了面前的一杯凍檸茶，「病人叫什麼名字？」

「莫秀。」

「好吧，我立刻過來。」小鳥醫生匆匆吃完餘下的早餐，結帳後便跑回病房。

在回病房的路途上，小鳥醫生費煞思量。沒錯莫秀是非常緊張，但明明上次寧可接受調配藥物也不肯留院治療，這次究竟發生了什麼事？

小鳥醫生把職員證向病房門外的接收器一拍，然後把門推開。

「早晨，小鳥醫生。」病房姑娘將莫秀的牌板遞向小鳥醫生。

「謝謝。」小鳥醫生迫不及待找個位置坐下來，然後仔細閱讀手中牌板，看看莫秀究竟發生了什麼事。看著看著，不禁有點震驚。牌板所描述的內容，跟小鳥醫生一直以來對莫秀的印象有著很大的差別。

小鳥醫生馬上拿起電話，嘗試聯絡莫秀的親人。牌板上寫著莫秀表姐的電話號碼，就是上次跟她一起前來覆診的那一個表姐。

「你好，我是小鳥醫生，莫秀的主診醫生，美麗醫院精神科。你是莫秀的表姐嗎？」

「是的醫生。莫秀昨晚進了病院，今天情況如何？」

「病房護士一直在照顧她，暫時沒有出什麼狀況。聯絡你是想多問一點關於莫秀的情況。」

「沒問題，儘管問吧。」

「昨天莫秀從急症室入院，當值醫生寫下不少紀錄。原來她情緒突然變壞是有原因的，對吧？」

「對啊，就是最近一個星期，我看莫秀的情況不妙，便天天跟她進行視像會議。要知道在疫情下，見面是頗為危險的。」

「嗯。」

「我也奇怪她為什麼情緒突然變壞,於是乎步步進逼。莫秀終於說出了這幾年來的秘密。」

「什麼秘密?」小鳥醫生一邊發問,一邊在翻閱昨天當值醫生寫下的紀錄:莫秀早已離婚,但在過往數年,原來一直有一個男朋友。只是男朋友有一點殘疾,經濟環境也不見得怎麼好。莫秀和男朋友早已有共識,為了保護這一段感情,談戀愛的事對誰也不說。

可是最近男朋友的經濟好像出現了問題,經常向莫秀借錢。上一次入院的財務問題,原來也是與男朋友有關。這次莫秀卻發現,男朋友經常借錢的原因,是因為另外一個女人。

「莫秀坦白說出來之後,你們有什麼反應?」

「作為她的親人,當然是勸喻莫秀不要再找這個男人。」

「原來如此。但莫秀一定放不下這段感情,對吧?」

「正是,我們可能給她增添了一點壓力。我們也有帶她去看私家醫生,處方了不少藥物,不過她的情況未見改善,甚至越來越差,迫不得已,便把她送到醫院接受治療。」

「原來如此,我們會繼續替她治療的,保持聯絡吧。」

小鳥醫生聽過這個故事之後,打算馬上去看看莫秀現在究竟如何。正要離開之際,卻發現當值醫生在昨晚寫下令人震驚的另一串字句。

三 一看就知你是智障？

　　若果病人是初次到精神科求診，或者被評估需要入院治療等，
醫生的診症紀錄通常都會寫得詳細一點。而在紀錄的最後，一般都
會加上醫生對病人的診斷。

　　莫秀的診斷是抑鬱和焦慮，昨晚當值醫生的紀錄中也是如此寫
道。但在這之下還有第二個診斷──「？智力障礙」──當值醫生提
出如此疑問。

　　智力障礙？莫秀在門診已經持續覆診了一段日子，小鳥醫生雖
然每幾個月才見她一次，卻從未察覺到莫秀的智力有問題。

　　說起智障，小鳥醫生的其中一隻寶貝貓 Anna 樣子傻氣，小鳥
醫生和女朋友經常戲稱她做「障障」，就是嘲笑她蠢笨的意思。

　　小鳥醫生剛從震驚之中平復過來，決定親自去病床邊看看莫
秀。

　　精神科病房跟其他病房有所不同，雖然每個病人也獲分派一張
病床，但病人日間的活動範圍卻遍佈整個病房。只是有些精神狀態
未如理想的病人，會選擇留在床上好好休息。

　　小鳥醫生走到了莫秀的病床附近，她正聚精會神地閱讀著今天
的報章，眉梢帶著一點憂愁，若有所思，但一點也不像智障。

「你好。」小鳥醫生向莫秀打招呼,「進了病房之後,覺得怎麼樣啊?」

莫秀望向小鳥醫生,眼神好像突然變得驚惶失措,說道:「現在還很緊張,雙腳不知怎地不停顫抖。」

「不是吧。」小鳥醫生看著病人雙腿,繼續問道,「現在腿還有沒有在震動?」

莫秀的腿立刻震動了幾下,然後無辜地看著小鳥醫生,「醫生,你看,就是這樣了。」

「好吧,先說說別的事情。我剛剛聯絡過你的表姐,她跟我提及你最近的事情。」

「嗯。」

「你可以跟我說多一點嗎?就是關於那個男人的事。」

莫秀雖然是一個中年女人,但她的眼神在此時此刻卻忽然變得像小女孩般可憐和無助。莫秀結巴地說:「那個……那個男人……總之我現在就很不開心。」

「為什麼不開心?那個男人做了些什麼?」

「就是不停打打罵罵,還經常向我要錢。」

「那為什麼還跟他聯絡?為什麼不告訴家人?」

「這個⋯⋯這個我也不知道。不要問了吧。」

「他還對你做了些什麼？相比平時，你的情緒看來真的差了。」

「我上次送了一副新耳機作為他的生日禮物，他竟然馬上給我賣掉套現。真不知他把錢花在哪兒。」

莫秀長期被欺凌，處理方法卻只是逃避。既沒有告訴家人，也沒有離開這個男人。莫秀的表達結結巴巴，加上脆弱可憐的聲線和幼稚的神情，被人懷疑有智力問題也是無可厚非。

談話完畢，小鳥醫生離開病床範圍，打算回到護士站，記錄剛才對話的要點。走了幾步，福至心靈，回頭一望，發覺莫秀的眼神由剛才的單純無辜，竟又變回了一開始的抑鬱多慮。是否真的是智力障礙？小鳥醫生心裏卻浮現另一個答案。

就在此時，褲袋裏的電話一震。原來有人傳來短訊。

四　服藥顫抖可大可小

電話傳來上司的短訊，「小鳥醫生，新進來的病人你看了嗎？」

「當然看了。」小鳥醫生馬上透過短訊回覆。

「我還未看病人，現正在看病人在電腦的紀錄，好像有一點奇怪。」上司在短訊提出疑惑。

每一個入院病人都需要經過不同醫生診治。入院時有當值醫生，辦公時間有主診醫生。主診醫生診斷之後，病房護士還需要再請主診醫生的上司來到病房，替病人多作一次評估。

上司是個很細心的人。他十分緊張病人的安全，如果治療計劃有需要立刻調整，他也會立刻透過短訊聯絡小鳥醫生，商討相關事宜。

「在診症紀錄當中，病人好像有嚴重的顫抖症狀。」上司繼續在短訊中輸入文字。

小鳥醫生來不及回覆。

上司依然沒有給小鳥醫生打字的空間，「她現在吃的藥物，種類非常繁多，竟然有六七種藥物。這是什麼緣故？」

「她入院前曾經看過私家精神科醫生。私家精神科醫生在她原本的藥物當中，添加了幾種新的藥物。」小鳥醫生總算找到回覆的時機。

「這可能就是她顫抖的原因⋯⋯serotonin syndrome⋯⋯慢慢把這些藥物的劑量調低，可能會對她的情況有利。」

Serotonin syndrome 中譯血清素症候群，是一種嚴重的併發症。成因多數因為患者服用多種高劑量的抗抑鬱藥，初期會有發燒、顫抖、肚瀉等症狀，不及時加以處理，隨時會有生命危險。

「我馬上處理。」小鳥醫生回答。

血清素症候群的病人，沒錯是會顫抖，但莫秀的顫抖卻明顯有所不同。根據觀察，在莫秀身旁無一人的時候，她沒有什麼症狀，但在醫生和護士注視她的時候，顫抖就會變得嚴重。加上她沒有血清素症候群的其他症狀，暫時應該未需要擔心她的生命危險。

但是吃藥太多，長遠而言，對病人也有一定風險。記得還是學生的時候，跟隨過一個連鎖醫療集團的老闆學習。他隨手拿起一包藥，給當時還是學生的小鳥醫生看，問這藥有沒有什麼問題，然後還告訴小鳥醫生，這是他在面試中聘請其他醫生的標準問題。問題的答案，小鳥醫生到現在還記得清清楚楚。

同時服食太多種類的藥，藥和藥之間會有相互作用，影響藥物在血液中的濃度。除此之外，還會大大增加在病人身上出現副作用的風險。用藥要對症下藥，用對了藥便不需要太多分量。

在之後的數天，小鳥醫生慢慢將莫秀多餘的藥物減少，回復到未看私家醫生之前的分量。只可惜，病人的症狀未見消失，還是經常跑到護士站，告訴護士自己的腳如何顫抖，身體如何感到不舒服。

就在這一天，小鳥醫生又走到病房，準備看一看這個緊張的莫秀。拿起莫秀的牌板，卻有新發現。

這是心理學家的一份診斷報告。

五　我對你的愛為何變成了依賴

　　小鳥醫生手上拿著臨床心理學家的診斷報告。報告上清楚寫著：

「莫秀的智力在各個測試之中都獲得平均的分數。她沒有智力障礙。」

　　小鳥醫生鬆一口氣。小鳥醫生一直認為莫秀沒有智力障礙，只是覺得她演技不錯，喜歡在醫護人員或者照顧者面前裝成可憐兮兮的樣子。不，她不是要獲取別人的注意，只是心底裏希望別人關愛，希望對方可以成為自己的依賴對象。

　　小鳥醫生繼續閱讀臨床心理學家的診斷報告。報告的內容，竟然也印證了小鳥醫生內心的想法：

「莫秀曾經歷兩段婚姻。第一段婚姻丈夫出軌，但是莫秀不捨不棄，還希望跟第三者和諧共處。要到丈夫跟第三者產下了嬰兒之後才肯離開。

「在第一段婚姻完結之後不久，莫秀倉促認識了第二個男子，開展了第二段婚姻。只可惜歷史重演，第二任丈夫不只有外遇，還對莫秀拳打腳踢。最後驚動社福機構和警察，婚姻才告一段落。」

　　在這兩段婚姻之中，莫秀都是在擔當一個受害者的角色。但她最終所受到的傷害，其實莫秀自己也需要承擔一定責任。

在最初關係開始惡化之時，莫愁只有啞忍，沒有採取任何行動，也沒有果斷離去。前夫往後的行為，某程度上也是莫秀縱容所致。

在精神醫學的角度上看，有一種人格障礙叫「依賴型人格障礙」。這種人跟莫秀非常相似，他們不能夠為自己做決定，往往需要別人的意見。獨處的時候會非常空虛，害怕身邊的人離去。他們以自己的愛人為中心，同時認為自己的訴求在外人面前顯得微不足道。

這種相處方式也算是一種愛嗎？小鳥醫生不知道。只知道莫秀過往的數段感情也失敗收場，可以作為借鑒。

就在小鳥醫生剛剛閱畢臨床心理學家報告的時候，耳邊響起了病房姑娘的聲音，「小鳥醫生，莫秀有事情要找你。」

「什麼事？」

「她跟我們說，她感到十分緊張，希望你見一見她。」

依賴型人格障礙的人喜歡被人照顧，喜歡有所依靠。他們有些會喜愛扮演弱小的角色，有些卻會出現各種不同的身體症狀。他們未必是在說謊，只是潛意識知道一旦獲得了病人的身份，身邊人便會更加關愛自己。

小鳥醫生轉過頭回答病房姑娘，「你跟莫秀說，小鳥醫生現在非常忙碌，待會有空的時候便會找她聊聊天。」

　　當這類病人強烈要求見醫生的時候，醫生萬萬不能立刻作出回應，這會加劇病人潛意識中的惡性循環。醫生應該稍作等待，當病人的情緒平復之後，再與他慢慢傾談。

　　小鳥醫生看一看時間，原來已是星期五下午五時，接近下班的時間。等待著小鳥醫生的，是期待已久，連續兩個星期的有薪年假。這個假期對小鳥醫生來說，是一個不錯的休息機會。而對莫秀來說，也是一個很好的康復機會，減少自己對醫護人員的依賴。

精神醫學小知識

抗抑鬱藥

說到抗抑鬱藥，很多人只知道血清素。血清素為單胺型神經傳遞物，主要存在於胃腸道、血小板和中樞神經系統中，也是幸福和快樂感覺的貢獻者。血清素具有各種功能，包括調節心情、食慾和睡眠，還具有包括記憶和學習的認知功能。

事實上，抗抑鬱藥有很多不同種類，醫生會因應病人的不同需要去處方不同種類的抗抑鬱藥。患者服用抗抑鬱藥之前，應當對所服食藥物有充足認識。現在就讓小鳥醫生簡單介紹一些常見的抗抑鬱藥種類。

SSRI

血清素的全名是選擇性血清素再攝取抑制劑，英文縮寫 SSRI (selective serotonin reuptake inhibitor)。SSRI 的藥理就是要抑制腦部神經元再攝取血清素。在正常的情況之下，我們的腦部神經元會同時分泌血清素和再攝取血清素，就像回收那樣。抑制血清素的再攝取能夠增加腦部血清素的濃度，令腦部神經元的受體 (receptor) 出現結構性的轉變，情緒因而得到調節。

SNRI

SNRI 就是血清素及去甲腎上腺素再攝取抑制劑 (serotonin-norepinephrine reuptake selective inhibitor)，這比普通的血清素多了一個去甲腎上腺素再攝取抑制的作用。換言之，SNRI 除了可以增加我們腦部血清素的濃度之外，還可以增加去甲腎上腺素的濃度。去甲腎上腺素的濃度增加，有助提升抑鬱症患者的動力，減少抑鬱症症狀對工作、學業和日常生活的影響。

SNRI 的副作用大致跟其他種類的抗抑鬱藥差不多，只是有一點需要特別留意，SNRI 有可能令血壓上升，如果病人本身血壓偏高，服用 SNRI 之前應跟醫生清楚交代，再決定如何處方。

NDRI

NDRI 全名為去甲腎上腺素及多巴胺再攝取抑制劑（norepinephrine-dopamine reuptake inhibitor）。NDRI 可以同時增加神經元之中去甲腎上腺素和多巴胺的濃度，而這兩種神經傳遞物加在一起的作用，跟 SNRI 一樣都可以提升一個人的動力，減少抑鬱症狀對他們生活的影響。

NDRI 有一個副作用需要注意：雖然風險不高，但服用的人有可能出現癲癇。醫生在選擇使用 NDRI 的時候，需要慢慢調校，處方藥物的分量不能加得太快，如果病人有抽筋病史，就更加需要小心為上。

低一點的天空

小妙和小巧

一 不懂說話的病人

鬧鐘聲突然響起,原來已經是早上七時。過去兩個星期,小鳥醫生都沒有聽到鬧鐘煩厭卻又親切的聲音,此刻難免不太習慣。

小鳥醫生放了兩個星期年假,卻因為新型冠狀病毒肆虐,無法遠遊,也無法做自己喜歡的事。每天只好待在家中,或者在附近商場閒逛,讀讀書寫寫文章,原來也是一種愜意。

小鳥醫生的眼睛被沉重的眼皮蓋著,無法得知鬧鐘位置,只能憑感覺去把這種煩擾的聲音撲滅。梳洗過後匆匆出門,迎接新的一天。

今天應該很高興,如果上班之前可以享受一頓豐盛的早餐。每天上班之前,小鳥醫生也希望這樣做。這不是代表小鳥醫生懶惰,只是因為一頓豐盛的早餐,可以為小鳥醫生帶來能量,迎接新一天的挑戰。

根據工作時間表,這一天是每週一次的 Team Round。小鳥醫生和其他醫生一樣,也要在這會議當中講述自己的每一個個案。可是問題來了,小鳥醫生最近兩個星期沒有上班,若果在這期間接收了新的個案,小鳥醫生可說是毫不知情,那在會議當中該如何自處?

「你好,這裏是病房。」

「你好，我是小鳥醫生。」小鳥醫生在上班的路途上，嘗試用電話聯絡病房，看看自己有沒有接收新的個案，「你們有沒有什麼特別的事情要找我？」

「特別的事情……請等等。」話筒那邊傳來紙張磨擦的聲音，病房護士立刻翻著紀錄簿搜索，「有啊有啊。」

「是什麼？」小鳥醫生的心沉了一沉。

「你有一個新的個案，名叫小妙，前兩天才進病房的。」

「誰是小妙？為什麼我沒有什麼印象，我曾經治療過這個病人？」

「是這樣的，因為福仔醫生請病假已經一段時間，他負責的個案一旦入院，也需要有人負責治療，所以這些病人就惟有勞煩其他醫生同事輪流接收了。」

「那麼這個小妙是……」

「他是有嚴重智力障礙的病人，不能說話，一直在院舍居住。這次入院，也是因為行為問題吧。」

「原來如此。那我盡快到病房看看他。」

智力障礙也有等級區分。如何區分？當然就是用智商高低作決定。測試中分數低於 70 就是輕度智障，低於 55 就是中度智障，

低於 40 就是嚴重智障。造成智力障礙的原因有很多，可以是先天的染色體異常，也可以是後天對腦部的各種損傷。

小鳥醫生的一位舅父，幼年的時候非常聰明，可是在小學的時候發了一場高燒，其後演變為腦膜炎，因為治療延誤，最後變成了中度智障。他失去了言語能力，每天只在咿咿喔喔。但他有一個興趣，就是把報紙摺成非常有規律和美感的形狀，然後堆疊起來觀賞。摺紙的構造非常複雜，小鳥醫生曾經想學，卻無能為力。

事實上，智力障礙這個名詞亦可圈可點，在香港社會暫時是沒有什麼爭議，但在一些西方社會，他們會避免使用「智力障礙」或者「發展遲緩」這些負面字眼。他們會使用其他詞彙，例如「較低智商的人」，以避免當中可能出現的污名化。小鳥醫生對此不予置評，只是覺得有時候過分地避免歧視和污名化，反而欲蓋彌彰。

接收一個嚴重智力障礙的病人，在此時此刻，對小鳥醫生來說卻是一個「喜訊」。因為這個病人不懂說話，換句話說，也就是不用花太多時間去跟他對話。小鳥醫生需要做的事，就是要去看看牌板紀錄，以及跟病人居住地方的職員聯絡。這比接收其他病人簡單得多。

看一看手錶，原來還有一個多小時才要去開會，小鳥醫生立刻跑去醫院餐廳，先吃頓豐盛的早餐才去工作。

🔵 行為問題的 ABC

「小鳥醫生，輪到你了。這個新來的病人小妙，你有沒有時間去看一看他？」顧問醫生在 Team Round 中發問。別看他一臉嚴肅，事實上，他是很體諒下屬的一個上司。

「當然有。」小鳥醫生自信地答道，「剛才已經看過他了。」

「那你說給我們聽聽吧。」

小鳥醫生在會議中向各人簡單介紹小妙的一些背景。原來小妙出生的時候智力正常，只是在兩三歲的時候，因為腦膜炎失去大部分智力。他不能夠說話，平常的起居飲食也需要旁人協助。小妙這個名字取得有點諷刺，因為「妙」這個字，讀音就像英文的 mute，即是講不出聲的意思。

在腦膜炎過後的日子，小妙一直在特殊學校上課，學習基本的自理能力。畢業之後住在智障人士宿舍，三餐總算溫飽。只是嚴重智力障礙的人士出現行為問題的比率較正常人高，他們接收外界訊息的能力較弱，也較難準確地表達自己的意願。不能抒發感受，最後自然會訴諸拳腳。

小妙有數次的入院紀錄，當中大部分都是因為各種不同的行為問題，例如控制不了脾氣、破壞院舍的物品，甚至是攻擊其他舍友或者院舍員工。面對這類病人，醫生可以處方抗思覺失調藥物去緩和病徵。除了藥物之外，適當的行為治療也相當重要。

「那最近小妙發生了什麼事？」顧問醫生打斷小鳥醫生滔滔不絕的描述。

「最近他還不錯，大概一個月前，小妙想要一隻洋娃娃。院舍職員『打蛇隨棍上』，設立了一個獎勵計劃。」

「就是表現理想，他們就以洋娃娃作為獎勵？」

「沒錯。若果小妙當天沒有出現任何行為問題，便可以獲得一個印花，儲夠印花便可以換洋娃娃。小妙最終成功取得洋娃娃，行為問題也因此得到改善。」

這種方法名叫代幣制（token economy），是行為治療中的一種常見方法。事實上，小學老師也是代幣制的大師，學生表現好，便在手冊貼上一個漂亮的貼紙；表現不好，便蓋上一隻黑豬。學生為了集齊貼紙之後所得的獎勵，自然會表現得服服帖帖。代幣制在智力障礙病人中也有效果，只是計劃不能夠太過複雜。若果他們不明白當中的意義，一切只會變得徒勞無功。

「這樣沒有問題啊，那為什麼他要入院呢？」顧問醫生有一點狐疑。

「這只是一段小插曲。小妙在入院之前兩天，還是相當穩定和乖巧的。」

「那兩天之前發生了什麼事？」顧問醫生開始感到不耐煩。

「是他要到普通科門診覆診。覆診過程並無大礙，小妙也相當配合。只是回到院舍，因為新型冠狀病毒疫情的關係，小妙需要先到單獨病房隔離。」

「原來如此。一定是不適應新環境，獨立病房也沒有從前熟悉的朋友。病人表達不了，只好大發脾氣。」

「對啊。入院當日，小妙無故推撞職員，站在餐枱上對眾人呼呼喝喝。職員無可奈何，只好請警察幫忙，送小妙進醫院休息一下。」

分析智力障礙病人的行為問題有一套法門叫「ABC」。A是前因 (antecedent)，B是行為 (behavior)，C是後果 (consequence)。在治療這些行為問題的時候，我們需要提醒照顧者避免前因的發生，也要令病人知道行為問題會為自己帶來不好的後果。

小妙出現行為問題的前因 (antecedent)，是環境轉變所帶來的不適。新冠疫情下，覆診之後要隔離是院舍的規矩，即使現在疫情慢慢減退，規矩也不是說改就改。但院舍做得好的地方，就是沒有姑息和容忍病人的行為，果斷地送他入院，用行動去告訴病人，破壞行為沒有好結果 (consequence)。

「那麼病人進了醫院之後，有沒有在這個陌生的環境發脾氣？」顧問醫生追問。

「沒有啊。他在這裏乖乖的。」

「原來如此。如果他的表現保持穩定的話，我想下個星期他便可以出院。」顧問醫生點頭，將話鋒轉向小鳥醫生旁邊的另一位醫生，「現在說下一個個案吧。」

無論智力正常的人，或者是智障病人，天生都有一些欺善怕惡的特質。智障病人面對病房的陌生環境自然不敢造次，但一回到熟悉的地方就變回「地頭蟲」。智力障礙病人的行為問題在院舍出現，卻往往在入院後消失，就是這個原因。

在會議當中，其他個案也陸續討論完畢。正當小鳥醫生滿心歡喜之際，顧問醫生突然拋出令人意想不到的問題，「小鳥醫生，你的另一個新收病人小巧，看了沒有？」

我還有另一個新收病人？小鳥醫生心裏非常意外，只好說：「病房可沒有跟我說過。」

三 滿身鮮血的小巧

病房每新收一個病人，都必須通知主診醫生相關事項。小鳥醫生這個早上與病房聯絡，得知小妙入院的事情。小鳥醫生以為這就是全部，但原來還有一個小巧，這實在是教人意外。

「不好意思啊。」病房護士連忙替小鳥醫生解圍，「這個早上我們忘了告訴你⋯⋯這是因為小巧入院已經近一星期了。」

「原來如此。」小鳥醫生早前放兩個星期大假，若果小巧早已入院多日，忘記通知小鳥醫生也是情有可原。

其實小鳥醫生非常熟悉小巧這位病人，他跟小妙非常相似，也有智力障礙的問題。只不過他屬於中度智障，比小妙的情況好一點，照顧自己的能力高一點，也擁有簡單的言語能力。

兩年前，小巧家人因為照顧小巧實在太吃力的緣故，把他送到智障人士宿舍。因為居住地區不同，就在那時開始，小巧就從本來一直覆診的醫院，轉到美麗醫院，成為小鳥醫生的其中一個病人。

在過往的一兩年間可見，小巧的行為問題非常嚴重。他不喜歡聽從別人指示，不喜歡依時起床梳洗吃飯。一旦院舍職員強迫小巧服從，他便會大發雷霆。可能是因為小巧身形龐大的緣故，他每次爆發也非常可怕。他可以摧毀院舍裏的傢俬，就連特製的窗戶也成為了「受害者」。

在上一次入院，我們也嘗試使用 ABC 方略分析小巧的行為問題。我們發現，每次小巧發脾氣的前因都是早上被強迫起床。但事實上，智障人士宿舍不是監獄，要求小巧每天早起只是因為他早上要服食多種藥物。我們瞭解原委之後，便決定把他早上服用的藥物都改為晚上服用。出院之後，小巧在宿舍一直相安無事，情況穩定。

小鳥醫生定過神來，看著顧問醫生，心裏冒起了一個想法。既然自己熟悉小巧，不如就硬著頭皮先說說小巧的背景，然後再由其他知情的醫生護士作補充。

顧問醫生的眼神卻忽然間變得和藹可親，溫柔地說：「這樣吧，小鳥醫生，其實在你放假的時候，很多其他醫生也看過小巧。這個個案我們就留待下個星期才討論，在這之前，你也可以先跟上司談一談治療的方向。」

小鳥醫生連忙點頭，鬆了一口氣。小巧是會議之中最後一個個案，既然不談小巧，會議就此結束。小鳥醫生連忙逃出會議室，呼吸一口新鮮空氣。

突然，小鳥醫生背後傳來熟悉的聲音。

「小鳥醫生，剛才在會議中提到的小巧，是我把他送進病房的，我可以告訴你他到底是什麼事，讓你瞭解多一些。」

小鳥醫生轉過頭來，原來是小鳥醫生同組的一位女同事阿欣，她負責精神科諮詢服務，為人善良而勤奮，很受其他同事歡迎。

「這樣太好了。」小鳥醫生彷彿見到救星,「剛才差點『老貓燒鬚』。」

「這個小巧很恐怖啊,那一天我在急診室看他的時候,他渾身都是鮮血。」

「是什麼原因?他跟別人打架了嗎?」

「不是,是他最近有一些感冒症狀,整天在挖鼻孔,挖著挖著成為了習慣。院舍職員怎麼勸說他也不聽,強行阻止只會令他變本加厲,所以職員就把他送進病房,讓他接受進一步觀察跟治療。」

「這麼的恐怖……」小鳥醫生回答,「正常來說,即使感冒症狀嚴重,最多也只是出現兩三天,他挖鼻孔的習慣維持了多久?」

「直到現在他還在挖,真不知道是什麼原因。」

小鳥醫生搖一搖頭,「非常感謝你告知小巧入院的原因,這個病人一直都是我們的煩惱根源。上一次以為他的問題就此解決,這次又來新的難題,真的令人無奈。」

告別阿欣後,小鳥醫生趕快走到病房,去看看這個小巧到底發生什麼事。

四 挖鼻孔應該嚴懲

小鳥醫生推開病房的門，打算看看這個小巧現在什麼模樣，是否真的像同事阿欣形容般滿身鮮血。

小鳥醫生在病房走廊箭步走著，迎面而來的是自己的直屬上司。

「小鳥醫生。」上司拍著小鳥醫生的肩頭，「剛才顧問醫生叫我跟你討論一下小巧的情況。我就知道你會上來，所以比你早一步來到病房等你。」

「世事都被你看透，哈哈。」小鳥醫生尷尬地笑著回應。

「來吧，我們一起到床邊，看一看小巧現在的情況。」

小鳥醫生跟上司一起走到病房的其中一格。雖然每間病房有六張病床，但空間尚算寬敞。小巧的病床就在窗旁的一個角落，只見他的雙手雙腳被約束帶綁住，當他看見小鳥醫生及其上司，卻只管傻笑。可愛的面容跟肥胖的身形相映成趣，然而鼻孔兩側，仍然沾有已乾涸變色的血跡。

「小巧，最近怎麼樣？」小鳥醫生的上司問道。

「好。」小巧簡單的回答。

「現在有沒有哪裏不舒服？」

「鼻……鼻……」小巧雙手掙扎著，希望讓醫生看看他不舒服的位置。

「我們叫內科醫生來看你，不舒服也不要抓，行嗎？」

小巧傻傻地看著上司，仍舊在傻笑。我們無法得知他是否明白，但見小巧的雙手一直在嘗試掙脫約束帶，好像是想抓些什麼東西似的。

小鳥醫生和上司離開病人的病床，走到了護士站的一角，問道：「你覺得小巧怎麼樣？」

「他好像……他好像鼻子還很不舒服……所以才要使勁地去抓。」

「非常好。那麼你認為是什麼原因造成他鼻子的不舒服？」

「進了病房這麼久，什麼感冒也應該早已痊癒。應該是他早前不斷挖鼻孔造成傷口，傷口痊癒時難免感到痕癢。」

上司對小鳥醫生作出嘉許，「對，這便形成了惡性循環。傷口未曾痊癒，病人卻不斷挖鼻，令傷口更難癒合，病人的鼻子也就更加不適。但我們還需要留意一點……」

「留意些什麼？」小鳥醫生有一點困惑。

「病人的鼻子持續不適，可能還代表鼻腔裏有其他病變，這需要詳細檢查。」

「好。」小鳥醫生點一點頭，「我待會就馬上寫一封轉介信，諮詢耳鼻喉科醫生的意見。」

「先不要那麼急，病人不斷挖鼻孔，阻礙傷口的痊癒，這是一個惡性循環，也需要盡快阻止。」

如何阻止？小鳥醫生冷靜地想了一想。處理行為問題，一般都是參考操作制約的原理。而這些方法，則大致分為增強（reinforcement）和懲罰（punishment）兩種。說得那麼複雜，其實就是賞罰分明的意思。早前說過的代幣制，就是增強的其中一種方法，獎勵良好或者合乎標準的行為。懲罰也很簡單，若果病人做錯了事，或者沒有達到原先的要求，便要讓他不好過，或者取消原有的獎勵。

印象之中，小巧喜歡吃東西，零食可以作為增強的其中一種獎勵。若果小巧沒有挖鼻孔，病房護士便可以給他少量零食作鼓勵。但是再仔細想想，看看小巧肥胖的身形，這看來不是一個好方法。若果以後出院回到院舍，院舍規矩也未必容許這種增強鼓勵方法。

至於懲罰，看見小巧在床上被人五花大綁，小鳥醫生也想不出其他懲罰。只可惜每當鬆綁，小巧便會故態復萌繼續挖鼻孔，令身體受到不必要的傷害。

小鳥醫生看著上司，心中卻無計可施。究竟有什麼行為治療的方法，可以幫助制止小巧挖鼻孔的情況呢？莫非真的要像卡通漫畫一樣，把辣醬塗在小巧的手指上？

五 解決不了的行為問題

小鳥醫生神情苦惱，思考著解決小巧挖鼻孔的方法。上司看著小鳥醫生，卻像看著一尊玻璃雕塑一樣，把小鳥醫生看通看透。

「你是在想如何增強或者懲罰小巧的行為吧？」上司說出小鳥醫生的疑問。

「是……是的。」小鳥醫生回答。

「那你有沒有想過，對於小巧而言，挖鼻孔那一刻的感覺就是對挖鼻孔這一個行為最大的增強作用？」

小鳥醫生暗暗點頭，但心中仍然大惑不解，「你的意思是說，只要令小巧不再挖鼻孔，問題就能夠解決。但是我們總不能二十四小時將他綁住，對吧？」

「當然。」上司馬上肯定小鳥醫生的答案，面露微笑，「你有沒有聽過什麼叫波板糖。」

「什麼波板糖？」

「你之前不是到過老人精神科工作嗎？怎會不記得什麼是波板糖？」

小鳥醫生恍然大悟。當年在老人精神科工作的時候，有些患上腦退化的老人家也有行為方面的問題，他們的手腳經常會不受控

制，四處亂抓。為了避免這些老人家誤傷自己或他人，惟有讓他們戴上俗稱「波板糖」的手套。手套沒有給手指預留位置，圓圓的就像一支波板糖一樣。

「好的。」小鳥醫生點頭，「我待會兒問一問職業治療部的同事，要他們預留兩支波板糖給小巧。」

「非常好。」

日子一天一天的過去，轉眼又是一個星期。小鳥醫生這個星期比較空閒，雖然有小巧和小妙兩個新入院的病人，但是工作量不見增加，每天也有空閒時間吃早餐。

精神科的工作其實不是這樣空閒。病人的各種要求、家屬的各項諮詢，還有患者突如其來的情緒變化，都教醫護人員吃不消。只不過眼前兩個新入院的病人都有智力問題，他們沒有什麼要求，也不需要跟他們多說話。即使要進行行為治療，病房護士也會樂於代勞。

這一天，小鳥醫生又再走進會議室跟其他醫護人員進行 Team Round。

小鳥醫生在這個星期沒有新的病人，只好等待其他醫生先作報告，之後才慢慢討論小妙和小巧的情況。

「小鳥醫生。」顧問醫生總算沒有忘了小鳥醫生，「你的小巧和小妙，這個星期還不錯嗎？可以出院了沒有？」

「先說小巧吧。」小鳥醫生逐一彙報，「我們給他戴上手套，終止了他挖鼻孔的惡性循環。耳鼻喉科的同事也來看過他，鼻腔之內沒有發現什麼病變。他們已經替小巧安排覆診，數星期後會再作檢查。」

「非常好。」顧問醫生頷首，「那麼小妙呢？」

「小妙一直是病房的乖寶寶，我認為也是時候為他安排出院了。」

「但上次不是說……」顧問醫生眉頭一皺，「小妙一旦從醫院回到院舍，便需要接受隔離，而接受隔離往往就是他情緒爆發的誘因嗎？」

坐對面的社工小姐連忙回答：「我已經跟院舍職員聯絡過，現在疫情逐步緩和，只要小妙的病毒測試呈陰性，他們可以作出彈性的處理方法。」

「這就好了，就這樣吧。還有沒有其他個案要討論？」顧問醫生滿意地說。

會議之後，小鳥醫生繼續完成當天餘下的工作，輕鬆地回到家中。「又解決了一個個案，啊，不是，是兩個。」小鳥醫生心想，然而打開電腦，打算上網輕鬆一下時……「為什麼連接不到互聯網？」小鳥醫生大叫，經過一輪檢查之後，發現寬頻線早已被貓咪咬斷。

「ABC、reinforcement、punishment……究竟用什麼方法可以控制家中兩隻寶貝貓的行為問題？！」

精神醫學小知識

智力障礙人士的精神問題

智力障礙人士，出現精神問題的機率一般比正常人高，常見的有思覺失調和各種的情緒病。同時他們也會有各式各樣的行為問題，令照顧者心力交瘁。

跟一般病人不同的是，智力障礙的病人表達能力一般不高，他們心情不爽，或者有其他的精神症狀，當然不會主動說出來，更大的可能是透過不同的行為去表達。

不太懂他們心理的照顧者，看見表面的行為問題可能只會打罵和懲罰，未必會跟他們坐下來耐心溝通，嘗試瞭解他們的想法。如此下來，行為問題治不好，更會促成更大的精神問題。

醫生在治療這一類型病人的時候也會遇上不少問題，他們未必對自己的病有充足瞭解，也不知道藥物對他們的好處。他們可能會不肯吃藥、不願覆診，治療者使用的心理治療技巧，對他們來說也未必管用。

在香港有很多的精神科部門都會特意設立一個團隊，專門照顧這一類病人，因為他們跟其他病人有所不同，需要把服務專業化才能替智力障礙的精神病患者作出最合適的治療。

神雕
俠侶

楊過和小龍女

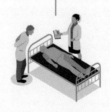

一 無惡不作的楊過

這天，小鳥醫生如常在精神科門診看病人。

「你好，請坐。」

「你好啊，醫生。」

「最近怎麼樣？平常都做些什麼？」

「還是老樣子，多數留在家中，閒來在街上逛逛，也沒有什麼特別。」

「最近有沒有用冰？」小鳥醫生突然問道。

眼前這位病人，小鳥醫生暗地裏叫他做楊過。為什麼叫楊過？因為他這一生所犯的過錯實在非常之多，年輕時候加入黑社會犯案纍纍，從前有一個老婆但不懂珍惜，經常打罵對方，最後當然離婚收場。到了現在，楊過雖然「金盆洗手」多年，冰毒毒癮卻難以戒除。幸好他願意來到診所覆診，讓醫生醫治他因為長期吸毒所導致的思覺失調症狀。

「有啊。」楊過的語氣沒有什麼悔意，可能服用冰毒已經成為他的生活習慣，「間中跟朋友玩一玩吧。」

「上個月玩了多少次？每次用了多少錢？」

「大概兩三次吧。每次只是吸幾口,用不了多少錢,一二百元左右吧。」

病人每次也是差不多的答案。或許他在說謊,他實際上服用的劑量有可能比剛才說的多出幾倍。但畢竟他的精神狀態非常穩定,為免影響和病人的關係,小鳥醫生在此時此刻也不便深究。

「那最近有沒有聽到聲音?是沒有人在的時候也聽到的那些幻聽。」

「聲音還是跟從前差不多吧。可以不理會便不理會,聽到幻聽也沒有什麼困擾。」

長期服用毒品,尤其是像冰毒這一類興奮劑,會令患者產生思覺失調症狀。有些患者即使完全停止服用冰毒,思覺失調的症狀依然沒有絲毫減退。這一類型的病人,就好像楊過一樣,需要長期服用抗思覺失調藥去抑制思覺失調的症狀。

楊過的精神狀態穩定,在門診時,小鳥醫生只需要為他處方跟上次覆診相同的藥物便可。但是這一天,小鳥醫生卻有另一個秘密任務。

「警察部門請我們寫一個醫療報告。你知道這件事嗎?」

「知道……知道。」楊過點著頭,縮起脖子,神情開始有一點緊張。

「就是在兩個月前左右發生的事情。你可以告訴醫生究竟發生了什麼事嗎？」

「那個……那個……其實也沒有什麼大不了。」

醫生輕輕點著頭，等待著病人盡吐心中情。

「有位仁兄一直欠債不還，那天我就是到他家裏警告了他一下。沒有什麼大不了。」

「你做了什麼警告他？」

「就是一般追債的人都會做的事吧。到他家門外敲敲門貼街招，如果再沒有正面回應便要……」

「便要怎麼樣？」醫生也有一點好奇。

「便要淋紅油嘛。」病人面露不悅，「欠債還錢，天公地道，就是要給這些人一點顏色看看。」

在公立醫院工作，醫生需要為病人撰寫醫療報告。病人索取醫療報告的原因有很多，有些病人剛買了保險，保險經紀要求醫生撰寫病人的完整病歷以作參考；有些正在投考公務員職位，政府需要醫生意見，看看病人的精神狀態是否適合該職位。

楊過的醫療報告，卻不是楊過本人要求索取。全因兩個月前，他在人家門口淋紅油被警察逮個正著。由於病人一直在精神科門診

覆診，警察部門便向醫管局索取醫療報告，希望看看楊過的行為跟他的精神病紀錄有沒有什麼關係。

「那麼你淋紅油的時候，有沒有聽到什麼聲音？」

「你指幻聽對吧？沒有啊，就是要警告這個欠債未還的傢伙一下而已。」

「那你之前見過這個欠債的傢伙嗎？」

「當然見過。未曾見過又如何借貸給他？」

有些時候，如果病人在精神病的影響之下犯案，法官的量刑起點可能會有所不同。有些犯人知道這一點，也會嘗試投機取巧，杜撰一些精神病的症狀，希望可以得到法官的憐憫。

眼前的這一個楊過恰巧相反，他「敢作敢為」，願意為自己的行為負全責。這也可算是盜亦有道，不負楊過之名。

這天的診症時間也差不多，小鳥醫生看著楊過，心中卻想著另一位病人，一位跟楊過關係極大的病人。

三 醫院常客小龍女

小鳥醫生心裏想著的，是眼前病人的女朋友——小龍女。

小鳥醫生把她戲稱為小龍女，並沒有特別意思，只是她的男朋友既然是楊過，把她稱呼為小龍女也無不可。

十年生死兩茫茫，小鳥醫生的這兩個病人相識又何止十年？他們活像小說中的大俠楊過和小龍女，喜歡躲在自己的古墓裏騰雲駕霧。只不過他們不是在修煉內功，而是在吸食冰毒，燃燒毒品來釋放煙霧。

小龍女跟楊過卻是兩個完全不同的病人。楊過上一次入院已經是五六年前，在這幾年之間，他雖然未能完全戒毒，卻可以把冰毒的分量維持在安全的水平。即使吸毒，情緒仍沒有失去控制。加上一直準時吃藥打針，楊過並不需要經常入院治療。

小龍女卻代表著另一類型的吸毒病人。她跟楊過一起吸毒，但時常控制不了吸食的分量。加上每個病人身體接受毒品的能力都有所不同，小龍女在過去數年間一直是醫院的常客。

吸食冰毒令小龍女情緒焦躁，也令她出現思覺失調的症狀。在這種精神狀態之下，她時常做出不同的暴力行為，最後驚動警方，被送進精神病院作進一步觀察和治療。

個多月前，小鳥醫生在醫院中又再遇見這個小龍女。

「你們剛才是不是在找我?」小鳥醫生當天剛好在病房附近,在傳呼機響起之後直接走進病房。

「是啊是啊,小鳥醫生。」病房護士回答道,「你有一個新的病人,需要你看一看她。」

「什麼?」懶惰的小鳥醫生又是一番錯愕。這次是何許人也?「讓我看看她的名字。」

小鳥醫生把頭栽進了病房的登記冊,然後慢慢回頭,跟病房護士四目交投,無奈地笑了一聲,「又是這個小龍女。」

要知道在精神科病房,無論醫生或者護士都需要負責不同種類的工作。而最為繁重的,莫過於病人入院和出院的手續。這個小龍女經常在精神科病院進進出出,即使醫護人員愛心滿載,也難免感到吃不消。

「這次入院跟上次的故事差不多吧。」小鳥醫生問護士。

「不就是老樣子吧。吸毒過量,情緒變得焦躁。這次是因為打男朋友而入院。」

「什麼?那麼男朋友有沒有受傷?」

「我想應該沒有吧。剛才男朋友把她送上來的時候還是健步如飛,只不過可能這個小龍女實在太難處理,她的男朋友只好暫時把她送進醫院。」

「原來如此。病人現在怎麼樣？」小鳥醫生繼續詢問護士，「讓我去看看她，跟她談一談。」

「你儘管去看看吧。她還在『融雪』，相信也沒有什麼力氣去招待你。」

什麼叫做「融雪」？要知道冰毒是一種興奮劑，吸食冰毒會令人非常亢奮，但是同時在透支身體的能量。當冰毒的效力隨著時間慢慢減退，病人的身體開始出現撤出反應。他們會變得相當疲倦，只顧在床上休息，甚至會出現抑鬱症狀。這些症狀一般會維持數日之久，而「融雪」就是這些症狀的一個有趣統稱。

「還是要去看看她吧。」小鳥醫生報以無奈的苦笑。

小鳥醫生走到病床旁邊，眼前是一副熟悉的面孔。小龍女安穩地躺在床上，頭髮散亂。

「小龍女，小龍女。」小鳥醫生嘗試叫醒小龍女，換來的只是兩聲沉重的鼻鼾聲。

「小龍女。」小鳥醫生用手在病人的肩頭拍一拍，小龍女還是毫無反應，睡得像豬一樣。

小鳥醫生無奈地望著眼前的這一個病人，決定兩三天後才再一次到病房，尋找這個剛剛從古墓逃脫，滿身疲憊的小龍女。

三 病房中的心理角力

兩三天之後，小鳥醫生又再回到病房，希望跟「融雪」後的小龍女傾談一下。

小鳥醫生使用病房的咪高峰呼喚小龍女的名字，要她前來護士站見醫生。

「可能小龍女還在睡覺吧。」小鳥醫生心想。過了一會還看不到小龍女的身影，小鳥醫生只好透過咪高峰，再喊小龍女的名字一次。突然間，有人在小鳥醫生的肩膀上一拍。

「小鳥醫生，又見到你了。」

小鳥醫生頭一轉，原來這個不速之客就是自己在咪高峰呼喚已久的小龍女。只見她精神爽利雙目有神，頭髮在梳洗整理過之後，跟當初入院時的模樣截然不同。看來冰毒已經在她體內完全融解。

「對不起啊，醫生。」小龍女連忙賠罪，「剛才在上廁所，所以遲了一點才過來。」

「不要緊不要緊。」小鳥醫生連忙找個位置，讓自己和小龍女可以安靜地坐下傾談。

「你現在覺得怎麼樣？已經進來醫院兩三天了吧。」

「我感覺很好啊，醫生，能吃能睡。」小龍女精神抖擻地回答，「我要出院！」

小龍女每次入院也是如此。入院的時候當然不是心甘情願，只是因為神志受到毒品的影響，無從作出任何決定。當她的精神狀態回復正常時，羈鳥戀舊林，自然會想回到自己的古墓中去找她的楊過。

這也是醫治有濫藥問題病人的難處之一。每個入院治療的精神科病人，醫生都希望他們可以逗留至少兩至三個星期，好讓我們慢慢調整最適合的藥物給他們。但大多數有濫藥問題的病人，在入院數天過後便嚷著要走，令我們的治療計劃變得無從入手。

「先不要說這些，不如你告訴我一下入院之前的事情吧。」小鳥醫生拿起病人的牌板，然後望向病人，「驗尿結果顯示，你最近曾經吸食冰毒，對吧？」

「是的。」病人尷尬地點頭，「但也不是很多。」

「最近一次吸食冰毒是什麼時候？」

「入院之前剛好有玩過。」

「是跟楊過一起玩的嗎？」

「這跟他無關，只是我在家偷偷吃他的貨。」

在過往的數次入院紀錄中，小龍女也否認吸食冰毒。可能她認為承認吸毒會為自己帶來法律後果，然而她每次入院的驗尿結果都對毒品呈陽性反應。經一事長一智，此時此刻雖然驗尿報告尚未揭盅，但小鳥醫生還是要虛張聲勢，看看小龍女會不會透露多一點。

醫院有兩套不同的方法去替病人檢驗尿液中的毒品含量。第一種是快速測試，這大多為急症室醫生所使用。使用方法就像糖尿試紙一樣，只需將快速測試儀浸泡在尿液中，瞬間便可得知結果。但這種方法不是十分準確，經常會出現假陽性和假陰性的情況。

而第二種比較準確的方法，就是把病人的尿液樣本送到實驗室仔細檢驗。由於檢驗需時，一般需要數天時間，因此有些只是在醫院逗留數天的病人，到了出院的那一刻，醫生還未知道他的驗尿結果。

與其他毒品相比，冰毒是比較危險的。小鳥醫生嘗試勸告病人：「慢慢減少一下分量吧，否則很快又要在醫院見面了。」

「知道了，知道了醫生。」病人點頭敷衍著，「這次是比平時吸食多了一點，下次不會的了。」

「我從前有一個病人⋯⋯」

「聽過了。」小龍女顯得不耐煩，「你上一次跟我說過，他因為服食過量冰毒，出現肌肉溶解及腎衰竭的症狀，不斷出入深切治療部嘛。」

「就是這樣。」小鳥醫生苦口婆心地說，「吸毒不只影響人的腦部，還會對人的身體其他部位造成破壞。」

病人故意逃避小鳥醫生的眼神。

「好吧，先不說這個。你的男朋友告訴我們，你曾經對他拳打腳踢。這真有發生過？」

「那不是什麼暴力的行為吧？」小龍女辯解，「他這樣的一個大男人，我哪有能力可以傷得到他？你親自問一問他吧，看看我當時如何暴力對待他？」

小鳥醫生其實也想讓病人出院，只是在出院之前，必須確定病人的精神狀態是否穩定，以及評估病人傷害自己和他人的潛在風險。病人如此解釋，醫生當然不可盡信，要親自跟受害者通話才行。

四 為何要教人分妻

　　過了幾天，小鳥醫生又要到會議室開會，討論入院病人的病情。

　　「小鳥醫生，到你了，小龍女在數天前進了醫院，對吧？」顧問醫生問道。(按：顧問醫生當然不知道「小龍女」這個名字，只是為了讀者閱讀方便，只好把稱呼統一。)

　　「對啊，還是老樣子，跟上次入院的原因差不多。」小鳥醫生快速而精簡地把小龍女的入院緣由一一描述。顧問醫生好像心不在焉，可能相同的故事已經聽了太多遍。

　　「現在小龍女已經『融雪』，情況穩定。」小鳥醫生繼續說道，「不知病房護士覺得她怎麼樣？」

　　「她最近一兩天也很乖，只是經常嚷著要出院。」病房護士回答。

　　「那她的情緒怎麼樣？有沒有感到焦躁？有沒有暴力行為？」小鳥醫生細問。

　　「我可沒有留意到這些情況啊。」

　　「這個病人入院前，曾經對男朋友拳打腳踢。」小鳥醫生向顧問醫生補充，「我已經致電她的男友詢問，男友承認事件曾經發

生，而所謂的拳打腳踢，也只是花拳繡腿，沒有什麼攻擊力，男友也不認為這對他造成什麼樣的威脅。病人再犯的可能性雖然比較大，但風險也是控制範圍之內。」

在毒品影響之下，病人有時會做出相對危險的行為。小鳥醫生從前有一個病人，剛剛出院不久便重投毒海，在吸食過量冰毒的影響下不小心跨出窗外，墮樓身亡。故此，有濫藥問題的病人出院之前，醫生必須仔細評估病人因為再次濫藥而出現行為問題的風險，以免悲劇發生。

「好吧。」顧問醫生回答，「不過這個病人，我想不久之後便會在病房跟我們重遇。」

「對啊，大家都知道他的男朋友是大毒梟，有男朋友長期供應毒品，要改善真的難上加難。」顧問醫生旁邊的醫生，也就是小鳥醫生的上司附和。

「大毒梟」當然是指早前提及的楊過。楊過報稱無業，實際上依靠販賣毒品為生。只是他買賣的分量不多，加上為人小心謹慎，近幾年間未曾因此被捕。

「上次入院我也提醒過小龍女，」小鳥醫生插嘴，「嘗試勸服小龍女離開這個男人。」

「結果有目共睹。」上司哈哈大笑，「這對活寶貝一起相處這麼多年，彼此成了大家的依靠。再加上毒品的加乘效應，真的是『打風都吹唔甩』。」

要病人戒除毒癮，環境是一個非常重要的因素。就像孟母三遷一樣，有時候我們會鼓勵病人轉換新的環境，或者搬到他區居住，認識新的朋友和迎接新的生活，這有助病人一步一步重新建立自己，毒品對病人的誘惑從此減低。

拆散吸毒的愛侶不是不可行，只是需要一些機緣巧合。試過有一個病人的男朋友非常花心，背著病人認識了另一個女子。新認識的女子不斷致電騷擾病人，病人只好遠離這個曾經深愛卻染上嚴重毒癮的男子。分手之後病人恍如重獲新生，精神狀態穩定，定期驗尿的結果也非常理想。

在過往數年間，小鳥醫生心裏也暗暗期盼相同的事情會在楊過和小龍女之間發生。只不過，就如經典武俠小說中的情節一般，誰又能夠令這對「神雕俠侶」分開？

五 愛是永恆

小鳥醫生眨了一眨眼，從回憶醒過來，回到小龍女出院個多月後的今天。小鳥醫生剛剛替楊過覆診，按一按電腦指示板，呼喚下一位病人進入診症室。

進來的病人讓小鳥醫生呆了一呆。

原來小龍女出院之後，恰好被安排今天到診所覆診。楊過和小龍女難離難捨，既然覆診期相同，覆診時當然要一塊前來。

「請坐。你是跟楊過一起前來的嗎？幹嘛剛才沒有跟著楊過進來看醫生？」

「我才不是跟他一同前來。」小龍女賭氣的說，「只是湊巧在這裏碰到他罷了。」

小鳥醫生心想，他們可能又在吵架，不如先問別的吧。

「出院之後怎麼樣？」小鳥醫生轉移話題。

「很好啊醫生，就跟平時一模一樣。睡得好吃得好，情緒也沒有什麼問題。」

「平常日子會做些什麼？」

「沒有工作啊，就是整天在家給這個楊過免費做飯。這個楊過……」

小鳥醫生忍住呼吸，仔細聆聽。

「這個楊過，我跟他已經這麼多年，十幾年啦。他向我求了三次婚，我也沒有答應。」

「為什麼沒有答應？」

「跟他結婚有什麼好？只是不捨得他獨自一個可憐兮兮，才沒有把他拋棄掉。這個楊過，現在反過來嫌棄我人老珠黃。」

其實小龍女已經是一個中年女子，楊過也是一個中年大叔。十多年前外貌可能真有看頭，只不過到了現在經已鉛華盡洗。尤其是楊過，頭髮稀疏並頂著一個大肚腩，實在有負楊過之名。小鳥醫生以楊過和小龍女稱呼這對佳人，仔細想來，也是有點不妥。

「他這幾天經常外出，深夜不歸，」小龍女繼續罵道，「一定是在跟其他女人不知在做什麼。這個忘恩負義的傢伙，看他這副模樣，長得像薯仔一樣又蠢又笨。」

「這樣形容人家好像不是太妥當吧。」雖然小龍女的對白十分好笑，但小鳥醫生也需要維持專業形象。

「那現在你們怎麼樣？」小鳥醫生反問道。

「我就是不理他啊。只是這個楊過好像內心又有一點愧疚，向我連番解釋，死纏爛打，又說要來陪我覆診。」

「原來是他來陪你覆診。」小鳥醫生點頭，彷彿聽到弦外之音。

「總之我就是不理他了，他喜歡死纏爛打就死纏爛打吧。」

「那待會你們會做什麼？他就這樣跟著你回家？」

「我才不要讓他跟著，我要去買餸做飯給這個忘恩負義的傢伙……不……去做飯給自己吃。」

刀子嘴豆腐心就是這一種人。表面上不瞅不睬，實質卻是早已原諒。小龍女實在離不開楊過，這是顯然易見的事。

然而楊過始終是一個大毒梟，小龍女留在他的身邊還是會繼續濫藥。看來不用多久，小鳥醫生將會在醫院再次跟小龍女重逢。

一天辛勞回到家中，跟女朋友吃完晚飯，攤在沙發休息。

「這個星期六想跟朋友出去吃晚飯，行不行？」小鳥醫生徵求女朋友的意見。

「是什麼朋友？」

「就是阿強、阿明他們，你都認識他們的。」

　　「不行！」女朋友大聲說道，「你這些朋友都是酒鬼，跟他們一起，你只會越喝越多，影響身體健康。」

　　近朱者赤，近墨者黑。環境跟毒品和藥物成癮的關係，原來女朋友比醫生知道得還要清楚。

精神醫學小知識

思覺失調與濫用藥物

思覺失調屬於較為嚴重的精神疾病，患者病發時會出現各種症狀，包括幻聽、幻覺、妄想被害等。思覺失調的成因有很多，一般而言，遺傳和家庭環境關係比較大。

不過，思覺失調症狀有時也會出現在濫用藥物的人身上。要知道毒品與大腦神經運作息息相關，尤其是影響腦神經多巴胺分泌的毒品，服食後出現思覺失調症狀的機率會大大增加。

服用致幻劑，包括「迷幻蘑菇」（正式名稱是 psilocybin，中譯賽洛西賓）等，當然會出現思覺失調症狀。不過這類型的毒品，在香港並不流行，平時遇上的案例也比較少。其他影響多巴胺分泌的毒品，例如冰毒、可卡因，甚至乎咳藥水，患者服食後都有可能出現思覺失調症狀。

長期濫用藥物，有可能對腦部造成損害。患者即使停止濫藥，也有可能持續出現思覺失調症狀，甚至乎發展成精神分裂症，需要持續服用抗精神病藥物。濫用藥物，不可一更不可再！

舊的
新科技

麻麻

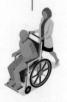

⊖ See one, do one, teach one

這天又是每週一次的 Team Round。近來,小鳥醫生在病房裏不用負責太多病人,在會議中聽著其他醫生討論各自的個案,不自覺地做起白日夢來。

「今天晚上吃什麼好?女朋友會給自己煮什麼吃?上次的排骨真不錯,或者今天她會煎牛扒。」小鳥醫生沉醉在自己的幻想世界中,漸漸聽不到眾人的討論聲音。但是連白日夢的內容也與飲食有關,難怪小鳥醫生的體重問題得不到改善。

「小鳥醫生。」突然傳來顧問醫生的呼喚。

小鳥醫生從白日夢中醒來。

顧問醫生繼續問道:「你那個叫『麻麻』的病人,這星期怎麼樣?她在我們醫院已經逗留了頗長的一段日子。」

病人的真名當然不是麻麻,小鳥醫生替她起了這麼一個名字,自然有特別的原因。

「我們一直在替她調校藥物。」小鳥醫生立刻回復作戰狀態,認真地回答,「只是每次轉換藥物,她也會訴說身體如何不適,副作用的症狀五花八門,最後只得使用當初入院時處方的藥物。」

「那麼病人的情緒呢?有沒有好轉?」

「還是跟入院時差不多。」小鳥醫生回答顧問醫生的提問，「她的心情仍然十分低落，緊張的症狀還未消退。她承受不了我們處方的抗抑鬱藥，但又總是嚷著要我們給她越來越多的鎮靜劑。我們只給她處方的分量，她便鬧情緒，真的不好對付。」

麻麻不是一個老婆婆，而是一個中年女子。她因為抑鬱症在精神科門診覆診，雖然要長期服用抗抑鬱藥，但情況一直穩定。最近幾年，小鳥醫生只需每半年替她覆診一次便可以。

只是近來麻麻發現她的丈夫有婚外情，而且瞞騙了她十年有多，好像還有一個私生子。麻麻接受不了，心理打擊使她抑鬱症復發，她的其他家人也覺得不妥，決定送她到精神病院接受進一步觀察和治療。

小鳥醫生之所以戲稱她為麻麻，是因為她對各種抗抑鬱藥有特別的態度。麻麻入院之後雖然一直服用抗抑鬱藥，但是效果不太理想，我們惟有轉換其他種類的抗抑鬱藥。只是每次嘗試新的藥物，她的反應都是一句「麻麻」，然後不斷投訴藥物令她身體如何不適，並投訴自己的症狀為何久久未癒。

事實上，某部分的抑鬱症患者除了有心情低落等的症狀之外，他們的身體也會出現各種不適，例如頭痛、腰背痛、肚痛等。有些病人就像這個麻麻一樣，會將這些感覺歸咎於精神科藥物，令醫生在治療的過程中步步為營。

「這樣也真的很難處理。」顧問醫生自言自語，「你們有沒有試過讓她到職業治療部活動一下？活動和工作可能會分散她的注意力，對病情有所幫助。」

「小鳥醫生早前也嘗試過讓病人過來看看……」與會的職業治療師連忙回答，「只是病人來了一次之後，便嫌我們這裏的活動沉悶，之後諸多推搪，不再願意過來接受治療。」

顧問醫生皺著眉頭，一時三刻也想不出什麼解決辦法，只好看著牆上的大熒光屏，翻查著病人的背景資料，看看能否發現什麼端倪。

小鳥醫生的上司坐在一旁，看著這個尷尬的場面，決定飾演一下白武士。

「我們醫院剛剛來了一部腦磁激（TMS）儀器，還未有病人使用過，不如就讓她做第一位使用者吧。」

小鳥醫生和顧問醫生把頭轉向小鳥醫生的上司，齊聲說道：「好提議！」

過了幾秒後，小鳥醫生卻有一點猶豫，「但是……現在我們還沒有完成訓練。」

「不要緊。」顧問醫生回答，「最後一次訓練就在這星期五，完成後，便開始替這個病人進行 TMS 治療吧！」

「See one, do one, teach one」一直是「內外全科自學士」的教育方針。醫學院畢業之後發現，最重要的不是學生時代所學習的知識，而是不斷學習新事物的能力和衝勁。在這個星期五最後一次的 TMS 訓練，小鳥醫生惟有打醒十二分精神，學習如何使用這個新科技。

三 訓練醫生的同理心

終於到了星期五，這天小鳥醫生要完成最後一次的 TMS 訓練。

早前的課堂以理論為主，小鳥醫生還未曾親自動手嘗試使用這部新機器。這天我們分成小組，到機器旁邊學習 TMS 的實際操作。

TMS 其實不是什麼新科技，早在 2008 年，TMS 已經被美國食品藥物管理局（FDA）批准用於抑鬱症患者。自此之後，越來越多關於 TMS 的研究在醫學期刊刊登，技術開始漸漸成熟。幾年前，小鳥醫生第一次聽到私人執業的精神科醫生在使用 TMS 治療。只是公立醫院引入新型技術需時，我們醫院在 2021 年才獲得撥款購置一部 TMS。

TMS 的原理非常簡單，研究發現抑鬱患者的左腦前額葉活動水平偏低，TMS 儀器透過磁場變動在腦內誘導出電流，刺激左腦前額葉的活動水平，從而改善抑鬱症狀。至於醫生要做的事，就是如何準確地尋找病人的左腦前額葉，讓儀器準確地刺激這個特別的位置。

「好吧，現在醫生們分成兩人一組，我們開始嘗試一下 TMS 的流程。」說話的是 TMS 供應商的技術人員，這天他專程到來教授我們如何操作。

「這裏有一頂白色的帽子，每人先取一頂然後戴上。」技術人員繼續指引。

「戴帽？」旁邊的同事非常幽默，立刻指出當中「不妥」之處，「這恐怕不是那麼吉利吧。」

「帽子是白色又不是綠色，不怕。」小鳥醫生連忙回應，「來來來，我給你戴上這頂帽子。」

這頂白色的帽子不是普通的帽子，布料有收縮的效果，戴上去就像泳帽一樣，緊貼著每個人的頭皮。

我們戴上帽子，跟著導師的指引，為旁邊的醫生量度頭圍和頭的長、闊度，再用箱頭筆寫在帽子上。

「好，哪位醫生願意先作示範？」技術人員問道。

幾位醫生早有默契，同時望向剛才說戴帽笑話的那位醫生。那位醫生一臉尷尬，但也只好當仁不讓，坐上儀器旁邊的特製椅子。

「尋找左腦前額葉有很多不同的方法，原理都是首先找出大腦運動皮層的位置，然後再根據這個位置推算出左腦前額葉的位置。」技術人員指向投影片的圖片，「左腦前額葉大概就在大腦運動皮層前五厘米的位置。」

「那麼如何找出大腦運動皮層呢？」小鳥醫生問道。

「這就非常簡單。如果大腦運動皮層受到刺激，身體的肌肉會跳動。但不是所有肌肉也會跳動，我們一般都只會觀察手指的活動。因為在大腦之中，控制手指的神經最敏感。」

技術人員教授的叫做「5cm 定律」。醫生會在病人的頭頂移動儀器，嘗試刺激大腦運動皮層。移動的幅度大概為距離頭頂左前方的五厘米。

小鳥醫生身先士卒，替那位幽默的醫生尋找大腦運動皮層。幸好小鳥醫生有「beginner's luck」，不用多久，那位醫生的手指便開始隨著磁激跳動。小鳥醫生藉著儀器的幫助，在運動皮層的前方畫上記號，代表左腦前額葉的位置。

由於只有一部 TMS，幾個醫生需要輪流練習。有趣的是，與我們同場的還有其他顧問醫生和副顧問醫生。面對新引入的科技，原來我們的起步點也差不多。但不知怎地，總覺得他們學習得比我們更為優秀。

有一段額外花絮。要知道 TMS 帶來的刺激不是人人也受得了，小鳥醫生就是其中之一。替小鳥醫生治療的醫生，找到了左腦前額葉的位置後便開始嘗試腦磁激。只是小鳥醫生接受了一輪十數秒的刺激便感到劇痛難當，拒絕嘗試新一輪的刺激。看來不是每個人都適合這種治療，小鳥醫生痛苦的表情亦因此成為了當天的笑話。

治療精神科病人需要有同理心。同理心的意思，就是要站在別人立場替對方著想。可是大部分的精神科醫生從來都沒有服用過抗抑鬱藥或其他精神科藥物，平時在向病人解釋治療計劃的時候，就只能依書直說。現在醫生有了接受腦磁激治療的經驗，跟病人解釋治療原理的時候自然踏實不少。

三 特別的銷售伎倆

訓練完結後，下班的時間也快到，小鳥醫生離開腦磁激治療房，乘坐升降機，走回自己的辦公室。

完成了訓練，小鳥醫生滿心歡喜，以為可以盡快安排病人進行腦磁激治療，但在回辦公室的路途上，卻突然記起了一件非常重要的事情。

在進行每一個醫療程序之前，我們都要徵詢病人的同意。有一些風險比較低、比較簡單的步驟，譬如抽血或者心電圖等，我們只需要取得病人的口頭同意，便可以為病人進行治療。

但是一些比較複雜的醫療程序，我們便需要病人簽一份同意書。同意書詳細列明醫療程序的用途、常見副作用和風險等，對病人或者醫護人員來說也是一種保障。

在精神科工作，平常只需要做一項比較複雜的治療程序——腦電盪治療。腦電盪治療使用高壓電流通過患者的頭部，患者需要接受全身麻醉。這個療程比較複雜，也有一定風險，需要患者簽署同意書也是理所當然。但是，我們需要使用腦電盪治療的機會少之又少，所以平時我們一般都不用接觸「同意書」這一份文件。

「但是，腦磁激……腦磁激……這項程序雖然沒有太大風險，但始終比一般抽血或者做心電圖的程序複雜。」小鳥醫生心想，還是問一問負責腦磁激的同事比較穩妥。

小鳥醫生沒有回到辦公室，在路途上拐了一個彎，到了病房找病房經理。

「經理，」小鳥醫生向經理打招呼，「那個新的腦磁激治療，你們有沒有準備些相關的同意書？」

「有有有。」病房經理性格緊張，但是做事認真，他聽到小鳥醫生的查詢，馬上給小鳥醫生一個滿意的答覆，「我們已經準備好同意書上有關腦磁激的基本資料，讓病人仔細瞭解相關療程。」

「好吧。你先給我一張，我現在就去跟病人講解，然後請她簽下同意書。」

「好的，好的，好的。」

「還有，你們也可以先幫我排期，安排『麻麻』這個病人下星期開始接受腦磁激。」

小鳥醫生拿著腦磁激的同意書，到病房找到了麻麻，然後帶她到護士室一個安靜的角落。

「醫生我……」醫生未開口說話，麻麻已經有所要求，「我的鎮靜劑不夠啊。」

「放心放心，」小鳥醫生冷靜的回答，「我們就是要為你介紹新的治療方法。」

「我不要試新的藥物。」麻麻的情緒有點激動,「每次試新藥都會渾身不舒服,快快給我多一點鎮靜劑,我現在的情緒十分緊張、十分波動。」

醫生點了點頭,問道:「你有沒有聽說過一種新的治療方法,名叫腦磁激治療?」

病人輕輕搖頭,有點迷惘地回答:「沒有聽過,那是什麼來的?」

「原理非常簡單,大概就是要透過磁場的轉換,在病人的腦部誘導出電流。」

「那就是要給我的腦通電?這可十分恐怖。」病人有點驚惶失措。

「不完全是這樣。腦磁激誘導出的電流非常集中,可以刺激某個特殊的腦部區域,從而令抑鬱症的症狀得到紓緩。」小鳥醫生冷靜地回答,「你在電影中可能曾看過某些令你吃驚的畫面,但那些只是腦電盪治療,跟腦磁激完全不同。腦電盪治療需要全身麻醉,直接向患者輸出高壓電流;腦磁激則不需要麻醉,只靠磁場轉換在腦部誘導出電流。」

「原來是這樣。」病人若有所思地點頭。

「雖然它不是你想像中那麼恐怖,」醫生一邊解釋,一邊取出剛才準備的同意書,「但是,我們還是要向你解釋這種治療的常見副作用。」

病人眼瞪瞪地看著同意書，不發一言。

「電流可能會刺激到你的三叉神經線和頭部肌肉，有些病人在治療的過程中會頭痛。」

「那怎麼辦？我現在也經常渾身疼痛。」

「這只出現於一部分病人。如果不能夠忍耐這種痛楚，治療可以立刻終結。還有⋯⋯」

「疼痛還不夠嗎？」病人的語調有點驚慌。

「不用太過驚慌。由於儀器在治療的過程中會產生噪音，所以我們會為病人提供耳塞。但是有時在治療完結後，某些病人還是會有點耳鳴。」

「還有什麼副作用，一次過說出來吧。這樣擠牙膏似的，我的心臟可受不了。」

「有沒有這麼誇張？言歸正傳，還有最後一項：因為腦磁激直接刺激腦部的關係，某些病人在治療的時候會引起癲癇。」

「就是雙眼發白、四肢抽搐的那一種？」

「對。但不要過分緊張，每一千個病人中，只有一個會出現這樣的情況。與一些常見的抗抑鬱藥相比，風險其實差不多。」

「原來如此。那⋯⋯」病人的手指慢慢伸向同意書,「我現在就要把這個簽下嗎?」

「不用不用。」同意書背後原來還有一張資料卡,講述關於腦磁激的基本資料,「這裏有一張資料卡,你可以拿回去參考,慢慢考慮究竟願不願意接受這項治療。我們不會作任何的強迫,而是想你心甘情願去做這項治療。」

人是有點犯賤的,當你太過硬銷,令人感覺太過壓迫的時候,往往事與願違。小鳥醫生這一招叫欲擒故縱,故意給病人留有餘地,這才是令病人 say yes 的不二法門。

（四） 凡事總有第一次

又是新的一天。在這一天，小鳥醫生上班的路線跟平日有所不同。

小鳥醫生住的地方跟醫院有一段距離，而醫院也沒有什麼多餘的泊車地方，所以小鳥醫生一直沒有考取車牌。在平常的日子，小鳥醫生需要先乘坐小巴到港鐵站，然後在港鐵轉換兩次乘車線，再乘搭來往醫院的接駁小巴，過程繁複且遙遠，至少需要一個小時才可以到達目的地。

但在這一天，性格吝嗇的小鳥醫生卻選擇乘坐的士上班。

因為這天早上，小鳥醫生需要非常準時回到醫院，去替病人進行第一次的腦磁激治療。

「比預算的時間還早。」小鳥醫生回到醫院，看一看錶，原來只是大概九時。小鳥醫生心想，不如先吃個早餐，待九時半才到腦磁激的治療室。

小鳥醫生坐在職員餐廳，透過落地玻璃看著無敵山景和海景，切了一小塊雞扒放進嘴裏。正當咀嚼之際，傳呼機突然響起，便立刻放下刀叉並致電回覆。

「小鳥醫生！」負責腦磁激的病房經理在電話的另一端緊張地說，「我們現在人齊了，大家都在腦磁激治療室，顧問醫生也在此。」

「什麼？不是九時三十分嗎？現在只是九時十五分。」

原來就在前一天，小鳥醫生跟負責腦磁激的護士約定，這天的腦磁激治療大概九時十五分到九時三十分開始。只是小鳥醫生以為所有人都未必會早到，所以才會放心先吃個早餐。

小鳥醫生於是馬上放下餐具，以九秒九的速度直奔腦磁激治療室。

「早晨。」只見治療室內有三個護士、兩個比自己高級的醫生，還有專程到來協助的技術人員。小鳥醫生不是大明星，看見如此排場等候著自己，難免有一些尷尬。

「前期的功夫我已經準備好了。」護士提醒小鳥醫生，「你現在可以開始。」

小鳥醫生的工作其實不算複雜，只需要像之前練習一樣，找到大腦運動皮層的那一點，然後再推算出左腦前額葉的大概位置便大功告成。

只是每一個病人的大腦對腦磁激的敏感度也有所不同，有些人的大腦運動皮層比較容易尋找，有些則比較難，眼前的病人麻麻就是比較難的一類。而且麻麻正在服用高劑量的鎮靜劑，這會進一步降低大腦對腦磁激的敏感度。

小鳥醫生雙手拿著沉甸甸的儀器，一邊移動，一邊一下一下的磁擊。雙眼看著病人的手指，內心默默祈禱，希望手指會因為磁擊而移動。

突然間身旁的一個護士雙手捧著一個紙巾盒開口道:「小鳥醫生,需要紙巾嗎?」

原來小鳥醫生早已汗流滿面,汗珠從前額滴到眼鏡,幸好沒滴到病人身上。小鳥醫生連忙暫停治療過程,從護士手裏拿起一兩張紙巾,先擦乾自己額上的汗珠,再繼續腦磁激的療程。

皇天不負有心人,小鳥醫生終於找到了正確位置。固定儀器之後,病人展開長達十九分鐘的腦磁激療程。機器在「啪啪啪啪啪」地叫,病人帶著意識安坐在椅子上,靜候療程過去。小鳥醫生與旁邊的醫生、護士和工作人員百無聊賴,只好互相找話題。

「現在我們只接受抑鬱症病人使用這療程嗎?」小鳥醫生問道。

顧問醫生連忙回應:「其實管理局在審批這部機器時,也聲明機器只是用在抑鬱症患者身上。但之後若果有其他特別的案例,我們也可以先討論一下。」

小鳥醫生點著頭,同時留意著病人安坐椅子之上百無聊賴的樣子,突然靈光一閃,向負責護士問道:「如果病人可以一邊做治療一邊看電視,會不會更加理想?」

「我們正有此打算。」護士回說,「遲些我們會在這裏安裝一部平板電腦,令病人在療程期間不至於太過沉悶,這樣也有助於固定病人頭部。」

在腦磁激療程之中，固定頭部非常重要，因為腦磁激講求非常精準的定位，如果病人的頭部有些微移動，磁激位置出現偏差，治療的效果便會事倍功半。

小鳥醫生看見旁邊沉默寡言的技術人員，特意走過去跟他聊聊天，「你們這部腦磁激儀器，這些年來在私人市場一共售出了多少部？」

「大概十多部吧。」

「只是十多部？這真的不是太多。」

「什麼？你也想轉投私人市場嗎？我們往後可以繼續聯絡。」

小鳥醫生當時沒想過轉投私人市場，但十多部機的銷量實在比想像中低。是因為私家醫生不太接受腦磁激這種科技，還是因為在普羅大眾眼中尚未普及？

小鳥醫生決定做一個非正式的研究。

五 背棄了理想

　　小鳥醫生的非正式研究是什麼？這其實也沒有什麼特別。

　　公營機構花了如此資源購買腦磁激的儀器，令經濟條件一般的社會大眾也可接受這一項治療，可是執行起來卻往往有落差，甚至造成資源錯配。由於這項科技未算普及，沒有多少病人認識這種療法，結果公立醫院空有這些治療設備，卻沒有多少病人主動要求使用，只有零星的個案由醫生轉介治療。

　　小鳥醫生湊巧剛買了一部新的平板電腦，於是決定將它當成一塊白板，製作關於腦磁激治療的筆記，然後將製作過程拍成影片，上載到網絡平台讓社會大眾收看，看看大家對這項技術的想法。

　　但不能只放在面書。面書的讀者支持小鳥醫生已久，若果小鳥醫生有什麼好東西，一定第一時間分享給他們。然而面書的受眾有限，想接觸更廣大的群眾，令大家得到裨益，小鳥醫生要另覓方法。

　　小鳥醫生決定把影片張貼在知名的討論區。

　　「TMS（腦磁激）近年在私人醫療市場逐漸流行，最近公立醫院也開始啟用相關服務。小弟開設了一個頻道向大家介紹相關知識，希望大家支持一下。今集內容是關於腦磁激的原理。」小鳥醫生如此介紹。

「又在推銷什麼磁場治療。」一位網民留言。

「放棄治療對你來說比較好。」另一位網民嘲弄小鳥醫生。

「這只是欺詐金錢的一種手法。腦磁激這項治療根本沒有什麼大型研究的數據支持，背後也沒有什麼站得住腳的科學理論基礎。」這位網民比較認真，在回應中把網上尋找到的資料張貼出來。只可惜他貼出來的資料，並不是在醫學期刊發佈的文章，作者也不是醫生。

小鳥醫生雙拳難敵四手，只得不斷回應解釋，並且張貼在醫學期刊刊登的不同文章和研究數據，希望令網民知多一點。但人總是先入為主，一旦認為某科技是偽科學，便會開始以陰謀論解釋一切。

小鳥醫生雖然感到無奈，卻也無可奈何。畢竟從前人類也堅信地球是一個平面，所有星星都是圍著地球旋轉。但小鳥醫生深信，隨著時間過去，真相總會越辯越明。

小鳥醫生把爭論的內容分享給女朋友看，女朋友的性格素來愛潑人冷水，劈頭第一句就說：「你這樣的性格，真是江山易改，本性難移，哪裏有人受得了你？」

「我只是實話實說，據理力爭吧。」

「你出去私人市場的話，這樣的態度，哪裏會有人願意被你醫治？」

女朋友續道：「繼續在面書寫文章不好嗎？現在又學人去做什麼 YouTuber，把時間全都浪費掉。」

背棄了理想，誰人都可以。小鳥醫生只好繼續工作，暫時把網上的爭論放在一旁。YouTube 的頻道，也只好靜悄悄地持續更新，希望慢慢令社會大眾接納新的科技。

抑鬱症治療跟腦磁激（TMS）的關係：

https://www.youtube.com/watch?v=r_SAutBzmdl

治療抑鬱症的其他新方法

上文介紹過腦磁激（TMS）是治療抑鬱症的一種新方法，事實上，醫生治療抑鬱症尚有其他板斧。

Esketamine（艾氯胺酮）是新型的抗抑鬱藥物，它跟一般的抗抑鬱藥不同，它針對人腦的谷氨酸系統（glutamatergic system），刺激腦神經的谷氨酸分泌，從而在短時間內提升大腦神經元之間的連接數量和強度。腦神經元之間的連接比以前更加活躍，人的情緒和動力也因而提升。

值得一提的是，esketamine 跟濫藥人士常用的 K 仔（氯胺酮）成分相當類似。Esketamine 是 K 仔的 S 型鏡像異構物，只是 esketamine 的親和力比 K 仔為高，對谷氨酸系統的刺激自然更大。

有些人憂慮 esketamine 會跟 K 仔一樣造成濫用問題。Esketamine 不會引致成癮，根據臨床實驗數據，沒有患者出現濫用行為，也沒有患者在停止治療之後出現戒斷症狀。在治療期間，沒有人曾經要求增加劑量或者給藥頻率。不少濫用 K 仔的人都會出現膀胱炎的症狀，只是在臨床試驗之中，沒有病人出現過間質性膀胱炎。

凡事有好處必定有壞處。根據目前指引，esketamine 的使用者必須同時服用抗抑鬱藥。這並不代表 esketamine 的功效受到傳統抗抑鬱藥影響，只是在過往研究當中，獲得處方 esketamine 的患者都在同時服用抗抑鬱藥。故此，沒有足夠數據證明單獨服用 esketamine 能夠有效治療難治性抑鬱症（treatment-resistant depression, TRD）。

在服用 esketamine 之後，個別患者會出現不同的副作用，例如頭暈、嘔心、頭痛、疲倦、嘔吐、泌尿系統問題、味覺和感覺減退等症狀。

需要注意的是，並非每一個抑鬱症患者也適合使用 esketamine。若果患者對藥物的任何成分曾經出現過敏，或者患者出現動脈瘤、腦出血，或者六週之內曾經心臟病發作，醫生都不應向患者處方 esketamine。除此之外，我們也不建議正在懷孕的患者使用 esketamine。

跟一般抗抑鬱藥相比，esketamine 的費用較為昂貴，患者也需要花更多的時間在診所接受治療。在接受治療的初期，患者需要每週接受兩次療程，而每次療程需時兩小時。對於一般上班族而言，這可能也是一種掣肘。

逃避可恥
也沒有用

賴一宙

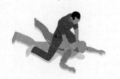

一 遲來的審訊

這天是星期一，小鳥醫生躺在床上，慵懶地睜開眼。

「這不是星期一嗎？」小鳥醫生睡眼惺忪，在懷疑這一個沒有鬧鐘聲響起的早上，究竟是週末還是工作天。於是慢動作地把手伸向床邊，抓起手機來看看。

「什麼？現在已經是早上八時？」小鳥醫生大夢初醒。原來上星期五恰巧是公眾假期，小鳥醫生關掉了手機的鬧鐘，過後卻忘了重新設定。幸好還有一點時間，小鳥醫生馬上梳洗更衣，電召的士趕回醫院。

「司機，早晨。美麗醫院唔該。」

「好的。走哪條隧道？」不知是否心理作用，或者真的是新型冠狀病毒疫情的關係，司機聽到了目的地之後，聲線聽著彷彿在顫抖。

「最快的那條。謝謝。」

在乘坐的士的途中，小鳥醫生雖然有點擔心自己會遲到，但畢竟已盡全力，只好順其自然。提及遲到，這一個「遲」字，突然令小鳥醫生想起多年前的一個病人。

那個病人的「遲」，不是上班上學那種遲到，而是遲了去審訊；不是遲了數分鐘，而是遲了整整兩年。

他是一個思覺失調病人，一直在精神科覆診，因為不太按時服藥，思覺失調復發，經常幻聽，也在妄想他人逼迫自己。

那為什麼他要去審訊？因為那時他精神病發作，聽到聲音要他在陌生人的居所裏拯救自己的親人。他當然照辦，結果被逮個正著，被控入屋盜竊。

被逮捕後，誰也看得出他的精神狀態出現問題，結果被送往精神病房作進一步觀察和治療。一日在精神病院，一日便不得出庭。拖著拖著，法官只能在兩年後才可以正式審理他這宗案件。

面對這類案件，醫生要非常小心，這是因為病人雖然干犯罪行，但亦有接受公平審訊的權利。讓病人待在醫院，不是協助他們逃避審訊，而是要待他們的精神狀態真正回復正常之後才去接受審訊，這樣才來得公平公正。

醫生需要為這類病人撰寫醫療報告，嘗試推斷他們在案發時候會否受到精神病所影響。如果病人因為住院緣故無法出庭接受審訊，醫生也需要為病人提供相關醫療證明。無論病人的審訊延遲多久，曾經為病人提供治療的主診醫生也需要出庭作證。而過往的所有醫療紀錄，也有可能成為呈堂證供。

「先生先生……」的士司機突然叫道。

原來小鳥醫生想著想著，竟然在車上睡著了。的士到了醫院門口，小鳥醫生卻仍在夢鄉。聽到司機的叫喊聲，小鳥醫生馬上睜開雙眼，還未及回過神來，連聲對司機說：「好的好的，謝謝你。」繳付車資後便尷尬地下了的士。

就在這個時候，小鳥醫生的傳呼機響了起來，傳呼機的屏幕上寫道：「馬上回覆精神病房，急。」

三 輕敵惹的禍

「你好，小鳥醫生覆 call。」小鳥醫生馬上拿起電話，回覆這個緊急的傳呼訊號。

「小鳥醫生，你有一個病人在週末入院，有些緊急的情況。」護士的語氣頗為焦急。

「是什麼情況？病人的名字是什麼？」

「他叫賴一宙⋯⋯」

「賴一宙？為什麼沒有什麼印象？」

「你原本不是他的主診醫生，但由於最近人手短缺，我們需要作出新的安排。」

最近我們不少同事都有不同的去向，有些在其他醫院升職，有些則到私人市場執業，他們流失之後的空缺，一時三刻很難馬上填補，仍然在職的醫生只好肩負起離職醫生本來的職務，實在叫人苦不堪言。

這個賴一宙，原來一直因為抑鬱症在精神科門診覆診。小鳥醫生原本不是負責賴一宙所屬的那一節門診，但因為人手緊張的關係，除了頂替該節門診之外，每當該節門診的病人入院，小鳥醫生也要充當他們的主診醫生。

「原來如此。那麼這個病人發生什麼事，為什麼如此緊急？」

「這個病人早前有一宗案件在身，正在保釋候查。但昨天因為干犯同類案件再次被捕，需要即時被扣押，不能保釋。」

「那跟我們有什麼關係？」

「關係就大了。病人在被扣押期間向警察表示身體不適，於是被送往急症室。之後又向急診室醫生表示自己有自殺傾向，見過當晚當值醫生之後，便被轉送精神科病房。」

「原來如此。那便讓他在病房休息一下，為什麼如此緊急？」

「一匹布那樣長，你先上來吧，我們慢慢解釋給你聽。另外警察在門外等候中，他們有話要跟你說。」

「嗯⋯⋯」小鳥醫生好像有一點想法，「那麼病人進來之後，精神狀態怎麼樣？」

「病人的情緒十分穩定，不見得特別抑鬱。總而言之，你快點上來吧。」

「好吧好吧，我盡快上來。」小鳥醫生口頭答應，身體卻朝病房的另一個方向走去。

小鳥醫生認為護士們在大驚小怪。一來，病人入院之後情況穩定，沒有入院前的所謂自殺傾向和念頭；二來，雖然病人今天要上

法庭，但其實醫生只要向法庭提出書面通知，病人的審訊期也可以延遲，無需立刻出院。

小鳥醫生往另一個方向走，是為了到醫院的便利店買果汁。要知道小鳥醫生非常享受早上吃早餐的時光，但今天的時間不太容許這般奢侈，只好買杯果汁充飢了事。

醫院其實還有其他不錯的地方，好像有一間咖啡店，是國際知名品牌。小鳥醫生還是學生的時候，有些比較富裕的同學喜歡每日喝一杯，但小鳥醫生習慣了節儉的生活，在便利店中買果汁喝還是比較划算。

小鳥醫生拿著果汁，緩緩地步行回精神科病房。門外有兩個警察，神情拘謹地四處踱步。他們當然不知道小鳥醫生就是犯人的主診醫生，小鳥醫生也假裝不認得，箭步衝入病房。

進入病房後，小鳥醫生才知道自己剛才錯判，犯了輕敵的錯誤。

「小鳥醫生！」病房的姑娘一看見小鳥醫生，馬上大聲叫嚷，「你終於來了，我們等了你很久！」

三 面對去或留

　　小鳥醫生眼前是一群驚惶失措的護士，此刻看著他們，也有一點內疚。為什麼剛才耍任性要去買果汁，不快快回到病房處理事情？

　　「小鳥醫生……你的這個病人賴一宙今天要上法庭。警察正在門外等候，說有事情要跟你談談。」

　　「這個我知道。」小鳥醫生還是胸有成竹，「就算他要上庭，我現在就可以給法官寫一封信，證明病人有需要留院，那麼便可以押後審訊期。」

　　「昨天當值醫生已經寫了一封，」護士急得有點氣喘，「只不過病人拒絕簽署同意書，所以信件無法送到外人手上。」

　　病人也是人，也有私隱權。在正常情況下，如果要向第三方披露病人的醫療紀錄或者資料，醫生必須在病人同意下才能作出如此舉動。

　　一般而言，病人不會反對簽署同意書，因為這其實對他們百利而無一害。特別是對那些認為審訊對自己的精神狀態構成壓力的病人而言，醫生只需要向法庭簡單交代病人的情況，病人的審訊期便可以押後，醫院也可以成為他們的臨時避風港。

「這個⋯⋯這個有點奇怪。」小鳥醫生開始意識到自己剛才有點誤判,「就讓我現在去看看他吧。」

小鳥醫生馬上走到病人的床邊,希望跟病人面談,瞭解他的想法。

「賴一宙⋯⋯賴一宙⋯⋯」小鳥醫生嘗試叫醒在睡夢中的賴一宙。只見賴一宙睡眼惺忪,頭髮有點蓬鬆,「醫生早晨。」

「你好啊。進來以後覺得怎麼樣?」

「沒有怎麼樣啊,還是老樣子。只是間中頭好像有一點痛。」

「睡覺呢?昨晚睡得好不好?」

「很不錯啊,在這裏睡得很舒服,情緒也沒有什麼問題。」

小鳥醫生跟病人傾談了一會,看看他的情緒和精神狀態如何。病人沒有什麼抑鬱的症狀,身體也沒有什麼特別的不適。加上剛才病房護士說過,病人入院之後的精神狀態穩定,小鳥醫生可以大致肯定,病人今次不是抑鬱復發。

小鳥醫生心裏打著算盤,看著眼前的這個賴一宙,突然話鋒一轉。

「其實你在這裏,避得一時避不得一世。」

賴一宙被小鳥醫生的直率嚇呆。

小鳥醫生繼續說道：「有些事情畢竟需要面對。早些審訊，早些有結果，心理的負擔也輕一點。」

「但是……但是……我真的有點不舒服嘛。」賴一宙嘗試解釋，但開始逃避小鳥醫生的目光。

小鳥醫生其實想試探一下病人的態度和真正想法。事實上，有很多犯人都會向警察表示自己身體不適，希望送院治療，從而短暫逃避審訊和牢獄之災。眼前的病人也是差不多的例子，只是小鳥醫生怎樣想也想不通，為什麼病人不願意簽署同意書，准許醫生以書面形式向法官交代事件。

「精神科病院不是可以隨便進來的，我們希望真正有需要的病人能夠在這裏得到治療。」小鳥醫生義正詞嚴的道，「你的情況穩定，如果你堅持留院，我們可以再作幾天觀察。但你今天需要上庭作證，我們要寫封信給法官解釋事情始末。」

「又要我簽同意書？我不簽。」賴一宙的態度比想像中堅決。

「為什麼呢？」

「那是我的私隱。那些什麼什麼人，就是喜歡侵犯我的私隱。又要我解鎖電話，又要問長問短，我就是不要別人知道我的私隱。」

從犯人的角度看，他們長期跟司法機構打交道，必須時刻步步為營，避免重要證據掌握在對方手上，以致牢獄之災。隨時日他們可能開始變得偏執和敏感。

小鳥醫生看一看時鐘，原來時間已經無多。今天是星期一，早上十點便要到會議室開會討論病情。小鳥醫生惟有先向病人道別：「那麼不要緊吧，你就繼續在這裏休息休息，待會兒再跟你談。」

小鳥醫生馬上衝出病房，但就在這個時候，有兩個穿著整齊制服的警察走近小鳥醫生。

「不好了。」小鳥醫生心想，「他們一定是為了賴一宙的事情來找我。現在病人是去是留還未能做定奪，怎麼向警察和法官交代呢？」

四 護士的預言

「你好啊，醫生。」迎面而來的兩個警員，神情有點緊張，「你就是負責賴一宙的主診醫生嗎？」

「是的。」小鳥醫生點點頭。

「這就好了。」兩個警員互相對望一笑，「我們找了你很久，想知道賴一宙的情況怎麼樣。」

「這個嘛……」小鳥醫生有一點尷尬，「他進了醫院之後情況穩定，情緒也沒有什麼波動。剛剛跟他談了兩句，也沒發現什麼抑鬱的症狀。」

「那他是不是還要留院觀察？因為今天他要上庭，我們需要對法庭有個交代。」

「原來如此。」小鳥醫生定下神來，故作鎮定，「他的去留還需要我們開會決定。我現在就會去開會，希望盡快給你們一個滿意的答覆。但是就我個人的見解……」

「你的見解是如何？」警察們好像看到了一線曙光。

「我個人的見解是，有的時候，有些責任還是需要肩負起上來的。病情嚴重需要醫治，但如果健康在安全範圍以內……」

「明白了，醫生。」警察們心領神會，打斷了小鳥醫生的講話，「那你快點去開會吧，我們等待你的好消息。」

「但我還有一個問題想請教你們。」小鳥醫生忽然想起了一件事。

「好的。」

「若果病人現在出院，早上的法庭未必能夠開審，病人會何去何從？究竟你們會繼續讓他保釋，還是把他拘留？」

「這個……」警察看一看紀錄簿，「由於病人是在保釋期間再犯，案情嚴重，在開庭之前我們還是要把他拘留。這次上法庭也不是要審理他的案件，只是因為他保釋期間再犯，需要法庭的判決把他暫時還押監房。」

小鳥醫生鬆了一口氣。要知道病人的去留，在此時此刻還存在許多變數。如果病人繼續留院但拒絕簽署同意書，醫生便不知如何向法庭交代。如果我們把病人交給警方，又未必放得下心來。畢竟病人有精神病紀錄，雖然目前情況穩定，但強迫他出院接受審訊，也不知道會有何反彈。

小鳥醫生跑下樓梯，匆忙地走進會議室。Team Round 還未開始，小鳥醫生馬上把握機會，向顧問醫生提出請求。

「可不可以先說一說賴一宙？警察正在門外等候。」

顧問醫生也是通情達理之人，立刻答應，「好吧，我們先快快討論這個病人。是什麼事情如此緊急？」

小鳥醫生馬上交代賴一宙的入院始末。從賴一宙所犯的罪行開始說起，到入院之後的精神狀態，以及因為病人私隱問題所造成的各種麻煩，小鳥醫生都作出了簡單卻清楚的描述。說著說著，顧問醫生突然插嘴。

「為什麼當初要送進這個病房？」顧問醫生看著電腦，搜尋著病人入院時當值醫生所寫的紀錄，「為什麼不強制送往其他醫院？我們醫院好像不太適合這類型的病人。」

顧問醫生的想法非常合理。美麗醫院的精神科病房不是刊憲病房，沒有強制拘留病人的法律權利。如果病人在入院後不配合治療，醫生也無可奈何。

一般而言，如果犯上比較嚴重罪行的病人在辦公時間被送往急症室，除了強制把病人送到精神科病院之外，我們可能還會聯絡小欖醫院法醫精神科的同事，要他們接管病人。

「可能這次是病人自願入院吧。」旁邊的同事嘗試為當天的當值醫生解釋，「如果病人自願，我們卻把他強制送院，別的醫院的同事可能會有微言。」

顧問醫生輕輕點頭卻不作聲。

小鳥醫生把握機會提出自己的見解，「病人入院之後情況穩定，我也跟警方討論過病人的去向。若果病人出院，斷不能夠保釋，在上庭之前需要由警察看管，上庭之後也只有入獄一途。」

「你的意思是⋯⋯」

「我們可以先把病人交給警方，下個星期安排病人在門診覆診。」

「嗯。」顧問醫生首肯，「這也是個可行的辦法。你快快上去跟警察們交代，然後安排出院的文件。」

小鳥醫生飛快地走出會議室，然後奔上病房，向門前的警察交代兩句之後，便馬上開始處理病人出院的各種程序。

旁邊的護士看見努力工作的小鳥醫生，自然不敢打擾。病房裏有一個經驗老到的護士，知道賴一宙快將出院，覺得事有蹊蹺，問道：「小鳥醫生，賴一宙就這樣出院，出院時會不會造次，搞一場『大龍鳳』？」

五 杯弓蛇影

護士的預言成真。

時間過得很快，出院的文件已經預備好，警察方面也準備了一整隊人馬護送賴一宙出院。

我們醫院精神科病房的設計跟其他病房差不多，分為幾個大格，每一大格有六張病床。病床與病床之間的距離，比其他專科的病房為大。

為了護送賴一宙出院，我們騰空了一整格三四百呎的病房空間。空空的病房只有一張病床，賴一宙就睡在中間，雙手雙腳被約束著。他的情緒平靜，但總令人覺得他是一個隨時會爆發的睡火山。

萬事俱備只欠東風。警察進入病房前，也跟小鳥醫生談了幾句。

「你就是賴一宙的主診醫生對吧？」警察隊伍中，其中一個穿著白色恤衫的警務人員發問，看來他是這隊人馬中的阿大。

「是的。有什麼可以幫到你？」小鳥醫生點頭。

「待會兒我們會護送病人離開醫院，我們有一點擔憂。」

「是什麼？」

「如果病人又在說自己身體不舒服，我們可以怎麼辦？是不是又要重複幾天前的一切過程？」

「其實病人也有人權，不舒服便要送往急症室接受治療。但是從我們精神科立場而言，病人在出院的時候精神狀態穩定，一旦被送往急症室，我們負責諮詢服務的醫生也不會再把他送往精神科病房。」

「原來如此。這我們就放心了。」

「不過……」

「難道有其他問題？」白衫警務人員保持著一副撲克面孔。

「待會兒病人離開醫院的時候，心不甘情不願，反彈可能比較大。他未必會十分合作，如果你們應付不了，我們可能要把病人先強制送往其他精神病院。這樣的話……」

「審訊便要延期？」這是警察們最關心的事情。

「沒錯。屆時事情就會比較複雜，不過你們先嘗試看看吧。」

警察們互相對望，彷彿彼此有了心理準備。小鳥醫生替警察打開病房門鎖，警察隊伍魚貫而入。

護士首先走到病人旁邊，替病人解開約束。緊接下來警察嘗試替病人鎖上手銬，病人不斷用力掙扎。然而在十數雙手之下，病人難免力不從心，惟有束手就擒。

「我很不舒服啊，我很不舒服啊。我要繼續留院，你們不可以這樣做。」病人手腳被綁，剩下的就只有一張嘴。

「不舒服的人不會說這麼多的話。」警察們有點憤怒。

「你們給我的罪名是無中生有，沒有證據。我不要去法庭，醫生可以證明我需要留院。」病人好像還有一絲希望。

「我們不是冤枉你，我們可是有證據的。」另一個警察馬上辯駁。

小鳥醫生立刻打圓場，「我們根據在病房的觀察，加上剛才開會的決定，認為你情緒穩定適合審訊。」

病人繼續掙扎。雖然四肢已經鎖上手銬，但是要把病人轉移到輪椅上，還是要花費不少功夫。病人坐上輪椅後，警察還要把病人的一雙腿綁在輪椅的一邊作固定。

病人被固定在輪椅上之後，已經沒有多少氣力。小鳥醫生作為他的主診醫生，也對他作出最後勸告。

「不要說他們冤枉你。早點審訊，法官認為你無辜的話，自然會還你清白。是不是？」

賴一宙無言，也不知如何應對。可能他只是逃避審訊，對我們謊稱自己冤枉。但也有可能他真的冤枉，只是對審訊的公正性有所質疑。不論如何，對他而言，盡快接受審訊也是利多於弊。人總不能永遠逃避，審訊期不斷押後，對病人的情緒也會造成影響。

病人最終在驚濤駭浪下成功出院。只不過在往後的數天，小鳥醫生一直提心吊膽。

這是因為病人雖然成功出院，但根據往績，病人如果遇到不稱心的事都會大吵大鬧，作出反抗。萬一他在法庭上做出類似的事，法官會否怪責小鳥醫生讓他出院？

「No news is good news.」在往後的數天，小鳥醫生聽不到關於賴一宙的一切新聞。在醫院的電腦紀錄中，賴一宙在出院之後也沒有到訪急症室。小鳥醫生以為，故事就這樣完結。

「呯呯呯呯呯呯……」

傳呼機響起，這次不是病房護士，也不是社康護士，是警察。

小鳥醫生馬上想起了賴一宙。

「你好，我是小鳥醫生。」

「你好，我是負責賴一宙這宗案件的警察。今天賴一宙接受審訊，法官要求你們醫生撰寫一份緊急醫療報告。」

「緊急醫療報告？那是關於什麼？」

「就是關於賴一宙上一次入院時的健康情況，以及他是否適合接受審訊。」

　　小鳥醫生心裏一慌，心想莫非賴一宙又在法庭大鬧？決定試探一下，回覆道：「沒有問題，我們可以馬上寫給你。但是法官為什麼要這個報告？是審訊出了些什麼問題嗎？」

　　「不是的。只是法官要求，沒有什麼特別原因。」警察的語氣沒有太大改變，「我們可以派人來收報告，你們寫好之後放在病房便可以了。」

　　「原來如此。」小鳥醫生鬆了一口氣，「我們盡快寫給你吧。」

　　在精神科工作，要擔心的不只是病人的健康，還有自己每一個決定對其他人所造成的影響。杯弓蛇影，精神科醫生承受的壓力，可不比其他專科的少。

小鳥醫生工作趣談

醫療報告

任何病人都可以向醫生索取醫療報告,作為不同需要之用。比起其他專科,精神科醫生的日常工作之中,可能需要撰寫更多的醫療報告。

醫療報告有法律效力。在一般情況下,例如請病假等,病人不應胡亂申請醫療報告。但在以下某幾個常見的情況下,病人則可向醫生索取醫療報告:

1. 病人被起訴或牽涉官非,控方或者辯方得悉病人的精神狀況之後,為了令病人得到更公正的裁決,一般都會在審訊之前替病人申請醫療報告,讓法官更加瞭解病人在案發時有可能處於怎樣的精神狀態。

2. 有些時候,在病人購買保險之前,保險公司有權要求病人申請醫療報告,令保險公司可以清楚瞭解受保人在購買保險之前的身體狀況。病人的主診醫生需要在病人同意之下提交醫療報告,或填寫由保險公司提供的表格。

有些時候,病人所處的工作部門對其精神健康或工作能力提出質疑,有可能會要求醫生召開醫療會議作出評估。在會議之後,醫生需要撰寫醫療報告,向病人僱主作出彙報。

在公立醫院,若要求醫生提供醫療報告,病人必須向醫療報告組申請,遞交所需費用後,大概等待一個月便可。而私家的則視乎每個醫生的規矩而定,不能一概而論。

Case 9

牛仔很忙

胡迪

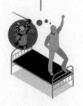

傷信

　　現在已經是下午五時三十分，小鳥醫生剛完成了下午的門診。由下午二時至五時三十分整整的三個多小時裏，小鳥醫生一共替二十五位病人覆診和診治一位新病人。

　　連續跟數十個人見面不是問題，但如果這數十個人每一個人也向你訴苦，醫生所面對的精神壓力也不容忽視。故此精神科門診一直都是不受歡迎的工作，每個醫生一般只會負責三至四節上午或下午的門診工作，其他時間都在醫院處理入院病人。若果一星期十節的工作都在門診，恐怕醫生會比病人更快崩潰。

　　小鳥醫生筋疲力竭，多麼想立刻躺下來睡一覺，休息一下。可是事與願違，小鳥醫生還有任務尚未完成。

　　「小鳥醫生。」一個助理推門進來，手上拿著一大疊牌板，「這裏是今天的功課。」

　　「謝謝。」小鳥醫生從椅背慢慢挺直身子，禮貌地回應這位助理。

　　這疊牌板有一個特別的稱呼，叫做「功課」。不知是誰開始作這樣的稱呼，但是想起來卻十分貼切。功課功課，當然是沉悶不堪，只有高材生書呆子才喜歡的事物。

　　那醫生的功課究竟是什麼？

　　當中一大部分就是處理審批綜援和傷殘津貼的文件。很多精神科病人都在領取綜援或者傷殘津貼，但領取之前需要審核，而領取津貼也有到期的一日，到期之時醫生需要再度評估，看看病人是否合適繼續領取津貼。

　　其次就是處理沒有回來覆診的病人。精神科不同其他專科，其他專科病人如果忘記覆診，病人自己有責任重新安排覆診時間。但精神科病人不同，精神科病人缺席覆診，可能是因為健忘，也可能是因為精神狀態出現問題。醫生需要傳達命令，請其他醫護人員致電問候，重新安排覆診日期。

　　也有一類型的功課比較麻煩。有時候病人需要入住中途宿舍或者私人院舍，宿舍或院舍會要求醫生填寫表格，證明病人的精神和身體狀態適合入住。這些表格一般非常冗長，醫生填寫起來也特別耗費時間。

　　小鳥醫生火速完成了這一大疊功課。但最後一個牌板，看起來卻有一點特別。

　　牌板上面釘上了一封信。

　　這個牌板是屬於胡迪的。胡迪是一個躁狂抑鬱症患者，患病以來一直在我們的診所覆診。數年前曾經病發入院，但出院之後一直情況穩定。

　　小鳥醫生對他的印象不是十分深刻，這是因為他一直沒有復發跡象，小鳥醫生也只是每四個月替他覆診一次。「胡迪」是他真實姓名的諧音，與《反斗奇兵》的主角無關。但這個病人的性格，卻跟《反斗奇兵》的胡迪有點相似。

　　病人胡迪性格爽朗，談吐之間帶著一點英氣。語速有時候比較急，卻時刻保持無比自信。跟卡通主角最不相似的地方，可能就是他的身形和外表。現實中的胡迪肥頭耷耳，五短身材。若果硬要給他穿上一套牛仔裝，恐怕會爆破收場。

　　小鳥醫生尚未細閱信件內容，已經迫不及待翻到最後，看看究竟是誰給小鳥醫生寫這封千字文。究竟是胡迪本人還是他的家人？寫信的目的是什麼？這麼穩定的一個病人，最近又發生了什麼事情？

三 變形

牌板上夾著的書信，下款原來是胡迪的親人。信上洋洋千字，當中有幾段頗為精彩。

「胡迪他最近不肯吃藥，整天信心爆棚。他沒有上班，卻整天嚷著自己很忙很忙，但我們也不知他究竟在忙什麼。白天看不到他的蹤影，晚上又不睡覺，在家周圍踱步。

「我們作為胡迪的家人，實在十分擔心他的精神健康情況。請醫生盡快為病人覆診，也可隨時跟我們電話聯絡。」

信件裏面描寫了胡迪最近的精神狀態，病人的症狀明顯是躁狂病發。躁狂病發非常危險，患者會過分自信，容易投入一些極度高風險的活動。有些人會投資失誤導致傾家蕩產，有些人會投入危險活動傷害身體。

嚴重的躁狂患者還會有思覺失調的症狀。他們可能會有自大妄想，認為自己天下無敵。但也有可能有被害妄想，從而影響自己的決斷能力。躁狂患者的自殺風險也比一般人高，雖然在信件中，胡迪的家人並沒有提及相關內容，但為病人的健康及安全著想，這些陳述不容忽視。

小鳥醫生馬上在信上簽名以作紀錄，然後在牌板內頁寫上指示，要護士同事幫忙，盡快安排病人到門診見醫生。

　　我們門診職員辦事效率迅速，過了兩天，他們便安排了胡迪跟小鳥醫生在門診見面。

　　「你好啊，醫生。」

　　「你……你好。」小鳥醫生看著胡迪，心中充滿疑惑，「你是胡迪對吧？」

　　眼前的胡迪，外表出現了很大的變化，令小鳥醫生大感意外。從前胡迪是一個中年發福的肥牛仔，手短腳短，像卡通人物一樣。剛進入診症室的他，比從前瘦了兩個圈，眼神盡露疲態，彷彿三天三夜沒有睡覺似的。

　　「最近怎麼樣？一切還好嗎？」醫生繼續問道。

　　「最近沒有怎麼，還是老樣子吧。」

　　「平時都在做什麼？有沒有上班，忙不忙？」

　　「間中打一些散工吧。不是太辛苦，也不是太過忙碌。」

　　小鳥醫生皺一皺眉。家人所寫的千字文中明確指出，病人信心爆棚，雖然沒有什麼工作，卻經常吹噓自己非常忙碌。

　　「那最近的情緒怎麼樣？有沒有什麼壓力？」

　　「沒有啊，一切還好。」

「睡覺呢？有沒有失眠的情況。每天睡多少小時？」小鳥醫生盡最後努力，嘗試診斷病人是否真的躁狂病發。

「睡得很好啊，每天睡六七個鐘，跟往時一樣。醫生啊，我可沒有什麼問題，為什麼要我提早前來覆診？」

胡迪可能真的沒有復發。可是，某些智力比較高的精神病人，非常善於隱藏自己的症狀。他們平時的生活可能一塌糊塗，但面對醫生的時候卻能從容不迫，醫生對著他們也只能嘆句奈何。

「沒有什麼……」小鳥醫生有一點尷尬，只好表演自己的急才，「因為你上次提及吃藥之後有點胃痛，所以想看看你服食胃藥之後，這個問題有否得到改善？」

「我最近也少吃藥了，胃痛也當然煙消雲散。就是你從前說過的嘛，情況穩定的話可以嘗試減少藥物的分量。」

小鳥醫生大喊冤枉。沒錯，醫生是說過可以嘗試減少藥物的分量，但要減少的可不是情緒穩定劑的分量，而是安眠藥和鎮靜劑的分量。

「這個……這個……我們一般不鼓勵你們私下調校藥物，調校之前最好也跟我們商量一下。我們這次也會繼續處方同樣的藥物給你。」

「我……」

小鳥醫生不等胡迪說下去，繼續問道：「才兩三個月沒有見面，為什麼體形消瘦了這麼多？」

胡迪突然除下口罩，伸出舌頭，指向舌頭側一處紅色的傷口，「就是這個。不知是痱滋還是什麼，已經出現了一個多月。傷口久久未癒，疼痛難當，我也沒有什麼胃口。」

「原來如此。」小鳥醫生靠近一看，雖然不是耳鼻喉專科，心裏卻暗暗擔憂，這到底是普通的痱滋，還是人皆懼怕的癌症？

三　越戰

　　小鳥醫生看著胡迪瘦削的臉龐和舌頭上久久未癒的傷口，心生一計。

　　「不如這樣吧，我現在寫封信給你，你快快到急症室請醫生看看你的舌頭。我會在信中表明你希望入院作進一步治療，若果耳鼻喉科病房沒有空位，我也會叫他們考慮先將你送入精神科病房，然後再諮詢耳鼻喉科醫生的意見。」

　　小鳥醫生擔心病人的舌頭是否生癌症，但也擔心他的精神狀態。雖然胡迪否認任何躁狂復發的症狀，但他家人的意見亦非常重要，不容忽視。加上胡迪對服用藥物的依從性比較低，實在是不能排除有復發的可能。

　　「好吧，我會盡快到急症室，謝謝醫生。」胡迪的眼神疲倦之中帶一點擔憂，連忙向醫生道謝。

　　小鳥醫生安排了胡迪在四個星期之後覆診，這是因為胡迪表面上精神狀態實在穩定，頻密的覆診期未免打草驚蛇。而小鳥醫生也暗暗希望，急症室醫生會將胡迪送上耳鼻喉科或者精神科病房再作治療。

　　同一時間，小鳥醫生致電胡迪的家人去討論他的病情。胡迪的家人也希望胡迪可以入院，只不過他們不想讓胡迪知道自己在背後向醫生通風報信，所以一直不肯露面，胡迪每次覆診也是單獨前

來。小鳥醫生提出強制入院的可能性，家人的態度卻帶點猶豫，因為這樣的話，胡迪就可能知道家人有私下跟醫生溝通。

事實上，這件事還未就此完結。在數天之後，小鳥醫生剛剛在門診看完所有病人，門診護士突然衝入診症室。

護士的趕急表現，跟胡迪有關。

「小鳥醫生！」門診護士的聲線有點焦急，「有事情要請教你啊，是關於那個……那個什麼胡迪的。」

「是什麼事情？」小鳥醫生心中一凜，心想胡迪的精神狀態莫非出現了什麼問題？

「就是胡迪的那個兄弟不斷打來門診，要過來單獨跟醫生面談。但我們門診的規矩……」

「一定要有病人在此才能見嘛。」

「就是這樣。」護士的語氣有點委屈，「他的兄弟不太理解，於是便去找社康護士幫忙。可是胡迪不是在這個地區居住，社康護士也不是我們這一區的同事。社康護士不太瞭解我們這個安排，所以便跟病人聯成一夥，還說要跟我的上司談談，為什麼不肯方便胡迪的家人。」

「原來如此，那讓我跟他談談吧。」小鳥醫生一拍心口義不容辭，馬上拿起電話聯絡那個社康護士。

意想不到，這次是一場激烈的辯論。

「你好，我是小鳥醫生。請問是不是社康護士陳先生？」

「是的。」

「我想找你談談關於胡迪的事情。」

「原來是胡迪。上次覆診後，他聽你們的勸告到了急症室，但最終沒有入院。」陳先生的態度忽然間起了變化，「為什麼你們不肯在門診先見一見他的家人呢？他的家人整天都在致電我們詢問。」

「原來如此。我們不是不行，只是我們門診的規矩……」

「怎麼樣的規矩？我們這邊的精神科門診也可以這樣做，為什麼你那邊的不行？」

「不是這個意思，而是……」

「就是你們怎樣也不可以這樣做，對吧？」

「不是怎樣也不可以，只是……」

「我找我的上司跟你談談。」

電話的另一邊突然靜了下來，相信是社康護士陳先生用手蓋住了話筒，然後跟上司交代事情。小鳥醫生也呆了一呆，奇怪世間上怎麼有如此不講道理的人。

電話的另一端重新發出聲響。

「你好，我是陳先生的上司。你是小鳥醫生，對吧？」

「你好，我是小鳥醫生。」小鳥醫生汲取經驗，一股腦兒把心中的話說出來，「我們並不是不想行個方便，而是我們早前曾跟病人的家屬通過電話，也看過家人寫給我們的信，只是家人不太願意強制送胡迪進醫院。胡迪現在不肯入院，若果要強制入院也沒有充分理據。他雖然躁狂復發，但沒有自殺或者暴力傾向。」

「原來如此。」陳先生的上司好像是個明白事理的人。

「我們也是為病人著想而已。單單面見病人家屬，對病人的治療效果不大。要改善病人的情況，就必須把他送院，可以是病人自願入院，也可以是強制留院。」

「那你的意思是……」

「目前病人自願留院的可能性不大。要強制入院，雖然理由不太充分，但若果得到家人的支持，這也是有可能的。家人最怕的是病人知道自己牽涉在內，我們可以為胡迪提早覆診日期，然後叫家人秘密地到門診附近等候。在會見胡迪之後，我們先把胡迪安置在護士站治療室，然後再叫家人處理強制留院的文件。這樣的安排，你覺得怎麼樣？」

「好吧，沒有問題。我們這就去聯絡胡迪和他的家人。謝謝醫生。」

真理越辯越明，光是拋上司出來解決不了問題。看來社康護士陳先生經驗尚淺，才會出現這類溝通問題。其實大家都是全心想幫助病人，與其針鋒相對，何不冷靜地討論解決方案？

四 妥協

　　社康護士的工作效率還真不賴，沒多久便成功說服胡迪幾天之後前來覆診。胡迪的家人也答應秘密地到來門診，準備安排胡迪強制入院的手續。

　　小鳥醫生工作忙碌，每天面對不同的病人，在社康護士安排妥當之後，便把胡迪的一切拋諸腦後。過了幾天，要不是發現胡迪要在門診覆診，小鳥醫生差點就把這件事情忘了。

　　幾天之後，小鳥醫生剛剛看過門診的幾個病人，正當想把手指伸向輕觸式屏幕，呼喚下一位病人進入診症室的時候，小鳥醫生眼角看到下一位病人的名字。

　　原來下一位病人正正是胡迪。

　　小鳥醫生馬上驚醒過來，回憶起這星期關於胡迪的事，於是立刻把手指從輕觸屏幕縮回，另一隻手拿起電話，嘗試致電胡迪的哥哥。

　　「你好，我是小鳥醫生，胡迪的主診醫生。你是胡迪的哥哥嗎？」

　　「是的，醫生。」胡迪哥哥的聲線有點兒緊張，「胡迪怎麼樣？你見過他了嗎？」

　　「還未看，下一個病人就是胡迪。」

「原來如此。」胡迪哥哥好像鬆了一口氣,「上次社康護士跟我說過,要我秘密來到門診。我現時在精神科門診的下一層,社康護士也在我旁邊。醫生啊,我想問一問……是不是非要強制胡迪入院不可?」

「如果要他康復,就必定要送院治療。因為胡迪對藥物的依從性實在太低,就算我們給他調校藥物,可是胡迪不依時吃藥的話,他的精神狀態也不可能回復正常。」

「但是……但是我們真的不想他知道是我們把他送進精神病院。究竟有沒有其他方法?」

「我可以再跟他談談,嘗試勸喻他自願入院。不過上次胡迪因為舌頭的問題,我們曾經嘗試將計就計建議他入院……他最後也不肯依從。」

「那次不是他不肯。」胡迪的哥哥突然間激動起來,「當時是急症室的醫生認為沒有需要,於是便把他打發離開。醫生,這次可不可以嘗試用類似的方法?」

胡迪的舌頭的確令人擔心,由於他舌頭上的傷口久久未癒,加上他體重驟降,難免令人懷疑他患上舌頭癌。小鳥醫生馬上答應病人的哥哥,在決定把他強制送院之前,嘗試給胡迪最後一次機會。

小鳥醫生透過電子系統叫胡迪進來診症室。胡迪還是老樣子,只是身形好像又瘦了一點,雙眼也流露出多一點擔憂。

「你好啊,胡迪,我們又見面了。」

「你好啊，醫生。」

「社康護士早前跟你聯絡過，要你早一點回來覆診。你⋯⋯」

正當小鳥醫生想探聽胡迪為何如此合作，願意提早過來覆診的時候，胡迪突然打斷小鳥醫生的發問。

「還是你們這邊比較貼心，上一次我到急症室，急症室醫生說我的舌頭問題沒什麼大不了，不是緊急的情況，只給我一封耳鼻喉科的轉介信便草草了事。這幾天我的舌頭一直在痛，什麼東西也吃不下，擔心死我了。」

「原來如此。我們的社康護士當然非常不錯。」小鳥醫生心裏卻慶幸有那次陰差陽錯的診症，藉機對胡迪的病情表示關心，「我們醫生也是擔心這個問題。不如就這樣吧⋯⋯」

胡迪把脖子向前探一探。

「雖然我們醫院現在沒有空置病床，但我們可以安排你先入住鄰近的精神病院，入住後再諮詢耳鼻喉科醫生的意見，請耳鼻喉專科醫生親身到病房瞭解你的病情，好不好？」

「好，好，好。」表情焦慮的胡迪不住點頭。

小鳥醫生工作的醫院不是刊憲病房，病床亦有固定限額，小鳥醫生在面見胡迪之前，已向醫院病房查詢，在確定病房究竟有沒有足夠病床之後才叫胡迪進來。

　　把胡迪送進鄰近的精神病院也有另一個好處，那裏是刊憲病房，有法律效力拘留精神狀態未如理想的病人。若果胡迪進院之後突然反悔，醫生也可以以精神健康作理由，繼續強制胡迪留院。

　　「這就好了。」小鳥醫生連連點頭，暗暗慶幸胡迪願意自願入院，省卻了強制入院的麻煩程序。當下列印一張自願入院同意書（俗稱 Vol form），在胡迪還未回心轉意之前，讓他快快簽下。

五 代罪

「賣仔莫摸頭」，送了胡迪入院之後，事不關己加上工作忙碌，小鳥醫生很快便把胡迪的事給忘記。

某天看完門診的所有病人後，小鳥醫生在處理當天剩餘的功課，其中一份功課是來自社康護士的報告，內容大概是某某病人對服用精神科藥物不依從，可能出現復發症狀。

看到這裏，小鳥醫生突然想起了胡迪。

「不知他進了他區的精神病院之後，情況怎麼樣呢？」小鳥醫生馬上打開電腦，搜尋胡迪的名字，然後看一看他入院後的一些診症紀錄。

原來胡迪入院之後隨即反悔，對精神科病房的環境產生反感，要求立刻出院。他院的主診醫生當然知道胡迪的精神狀態不理想，於是將胡迪的入院狀態由自願轉為強制。

胡迪入院之前不肯吃藥，主診醫生便為他調校針藥。針藥只需要每四個星期注射一次，這可以大大減低病人不肯服藥所造成的影響。根據電腦的紀錄，胡迪的精神狀態已慢慢好轉過來，應該很快便可以出院。

而胡迪的舌頭當然也得到治療。耳鼻喉科醫生面診之後，認為他的情況未算危急，於是從他的舌頭抽取了一點組織再作化驗，然後在門診安排覆診。

小鳥醫生看著看著，暗暗為胡迪的好轉高興，卻又有一點擔心。

擔心些什麼？跟胡迪的家人一樣，小鳥醫生擔心胡迪被送進精神病院之後會怪罪自己，影響跟胡迪的關係。不過仔細想想，這其實也是醫生的責任，也未必有什麼後果，最壞的可能就是病人以後覆診的態度不太理想罷了。

小鳥醫生還未看完胡迪的紀錄，門診護士突然推開診症室的門。

「小鳥醫生。」

「什麼事？」

「你那個病人胡迪，就是早前被你送進他區精神病院的那一個，那邊的主診醫生說他可以出院了。」

「這便好了。那有什麼問題？」

「沒有什麼問題，只不過胡迪不是在這一區居住，出院之後，原本要在他區覆診，不過……」

「什麼？」小鳥醫生又驚又喜。如果胡迪可以在他區覆診，小鳥醫生以後便不用再見胡迪，也不用再擔心胡迪生氣自己把他送院，「不過什麼？」

「不過胡迪強烈要求回到我們這裏的門診覆診。我們替他安排之前，也要徵詢一下你的意見。」

「原來如此。」小鳥醫生十分尷尬，心中想拒絕胡迪的請求，但病人好像拳拳盛意，實在有點不好意思，「這樣……這樣……既然如此，就讓他繼續在我們這裏覆診吧。」

小鳥醫生大惑不解，畢竟自己是親身勸喻胡迪入院的那一位醫生，為什麼胡迪沒有怨恨，反而仍然堅持到這裏覆診？

這一切的謎團，幾天之後就有答案。

「你好，你好。」小鳥醫生在門診又見到了胡迪。他好像胖了一點，精神也好了一點。

「你好啊，醫生。」原來不只胡迪，跟隨其後的還有他的哥哥。

「最近怎麼樣？出院之後一切還好嗎？」

「一切都穩定。現在不用服藥，只需要打針，方便得多。醫生啊醫生……」

「什麼？」小鳥醫生有點害怕，以為胡迪過來尋仇。

「真的感激你啊，這麼關心我舌頭的病情。入院之後有耳鼻喉科醫生看過我，現在已經慢慢痊癒。」

「哦。」小鳥醫生還未鬆一口氣，「這便好了。」

「你可不像那邊的醫生，強迫我繼續住院，又強迫我要去打針。我跟他說只是舌頭出了問題，他卻偏偏不聽。」

原來如此。在胡迪眼中，小鳥醫生是對他關懷備至的好人。而他院的精神科主診醫生，卻是強迫他治療的壞人。他院醫生做了小鳥醫生的代罪羔羊，小鳥醫生惟有馬上替他辯解。

「實情不是這樣。其實不只那個醫生，上次我看你的時候，也覺得你的精神狀態不是太穩定，那個醫生也只是為你著想……」

「但是……」胡迪有點不同意。

「你現在仔細想想，處方針藥之後，情緒是不是沒有那麼焦躁？睡眠的質素是否好了一點？還有沒有像過往一樣，胡亂花費？」

「這個……這個又好像有一點進步。」

「那就是了。其實所有醫生都是一樣，做的一切也是為了你們著想。醫生在公立醫院行醫，把你留在醫院只會增加自己的工作量，一點也不划算。」

胡迪若有所思不斷點頭。

正所謂「行運醫生醫病尾」，其實所謂醫術高明與否，真的只是觀點與角度。就像這次一樣，小鳥醫生什麼也沒有做，卻成為了好醫生，這對他院醫生來說實在不大公平。身為病人或者病人的親屬，在判斷一個醫生的能力之前，也要好好記住這個故事。

小鳥醫生工作趣談

強制入院

有很多人以為,要是有人要進精神病院,就必定是強制或強迫,其實不然。

精神病院分為刊憲病房與非刊憲病房,而此書的故事都發生在非刊憲病房。非刊憲病房沒有法律效力拘留精神病人,病人自出自入,入院與否是個人決定,跟醫院其他病房無異。

但即使在刊憲病房,也非全部人也是被強制入院,精神病人同樣有選擇權利。如果他們自願入院,可以簽妥自願入院同意書。不過在刊憲病房,即使病人自願入院,也並非可以隨時出院,需要經由醫生評估再作決定。

強制入院也有一定的評估機制,醫生必須確定病人有精神病初發或復發症狀,而該症狀會影響病人行為、危及他自己或其他人之安全。比如說,若果病人自殺不遂,或者有嚴重的自殺念頭,就有可能被醫生安排強制入院。

精神科醫生也不能隨便安排病人強制入院。強制一個病人入院需要三份文件:Form 1 大多由病人家屬簽署,Form 2 由註冊醫生簽署,而Form 3 則由區域法官簽署。換句話說,即使醫生認為病人需要強制入院,最後也不是 100% 成事。

第 136 章《精神健康條例》第 30 條自願入院病人

https://www.elegislation.gov.hk/hk/cap136!zh-Hant-
HK?xpid=ID_1438402702229_002

Case 10

流落醫院
的股神

芭菲

⚫ 一 同病相憐

小鳥醫生最近除了應付日常的工作之外，也在業餘進修，修讀一個關於傳染病學的文憑課程。

為什麼不是跟精神科有關？其實小鳥醫生一直進行在職培訓，最近還完成了最後的一個專科考試。關於精神科的知識，小鳥醫生已經付出了不少努力。但醫學世界很大，若果在空閒時間涉獵其他專科的知識，對病人或是小鳥醫生也有裨益。

修讀這些文憑也有另一個好處，就是當日後在私家執業的時候，除了內外全科醫學士和精神科學院院士等專業資格之外，還可加上新的資歷，增加病人對醫生的信心。小鳥醫生早前也成功修讀了一個名為分子診斷及病理文憑，光是名字聽起來也很厲害似的。

話說回頭，這一個關於傳染病學的文憑也是令人大開眼界。小鳥醫生最近認識了一種疾病，名為細菌位移（bacterial translocation）。一般人以為，傳染病都是從外界感染，人體自身永遠是受害者。就像最初發現新型冠狀病毒時，一旦有人感染，政府便要花盡所有氣力尋找源頭。而這個所謂的源頭，往往不是他人而是自己。

人的體內有無數細菌，我們的腸道更加是佼佼者。但這些人體內的細菌，在機緣巧合的情況之下竟然會穿越人體細胞，進入血液造成感染。這個現象叫做細菌位移，在正常人身上不太常見，普遍出現在免疫力比較低的老人家。

修讀這個文憑的時候，小鳥醫生早已預計，所學所識未必可以在精神科病人之中付諸應用。但命運也真奇妙，沒多久小鳥醫生便接收了一個患上「細菌位移」的病人。

「嗯……嗯……」小鳥醫生利用在上廁所的時間回覆病房的傳呼，「你好……我是小鳥醫生。」

「小鳥醫生，」病房的姑娘應該不知道小鳥醫生在上廁所，「你剛剛有一個新的病人，是從外科過來的。」

「什麼？」突然傳來「咚」的一聲，好像是一顆石頭跌進了水中所發出的聲音，「他叫什麼名字？」

「她叫芭菲。」病房姑娘仍然不覺有異，「你一直是她門診的主診醫生。」

「原來如此。」小鳥醫生有一點喘氣，「那她這次是因為什麼原因入院？她好像是精神分裂病人，最近復發了嗎？」

「好像不是。根據紀錄，好像是這次進了外科之後，外科醫生因為某些原因把她本來服用的精神科藥物全部停止。這次過來，是希望精神科可以替她重新調校藥物。」

「那為什麼外科醫生要把她的藥物停止？芭菲又是因為什麼原因進了外科？」

「好像是因為便秘問題，但之後就不知發生什麼事情了。你快快上來看她吧。」

「原來都是因為便秘問題，好的好的。」旁邊廁格的沖水聲剛剛響起，小鳥醫生為免穿崩，快快掛線。

「便秘真是一個大問題。」小鳥醫生心想。掛上電話之後，小鳥醫生花上九牛二虎之力，在廁所完成剩下的「工作」，然後上病房看看這個同病相憐的芭菲到底發生了什麼事。

三 惡性綜合

小鳥醫生連忙跑到病房，看看這個芭菲究竟發生了什麼事。

芭菲是一名中年女士，因為精神分裂在精神科門診覆診。情況一直非常穩定，上一次入院已是多年前的事。

這次芭菲因為便秘需要進入外科病房，便秘的程度一定相當嚴重。只是其他專科的醫生如果看見病人一直服用精神科藥物，一般不會貿然停止處方，因為突然停止會有復發風險。而某些精神科的藥物，例如安眠藥和鎮靜劑，一旦完全停用，病人甚至有可能出現癲癇等嚴重的撤出反應。

小鳥醫生進入病房，走到病人芭菲的床邊。病房的一名護士見狀，立刻緊隨小鳥醫生診症。這是因為男女有別，男醫生去看女病人的時候，最好要有異性在場。

「你好啊，芭菲。」小鳥醫生向芭菲問好。

芭菲的樣子看起來卻有一點呆滯，「你好啊，醫生。」

小鳥醫生看著芭菲的樣子，感覺上跟平時有點不同，馬上轉身請教旁邊護士的意見，「芭菲進來之後就是這樣子的嗎？」

「是啊。」病房護士回答道。

「但現在是冬天，病房又有空調，為什麼芭菲如此大汗？」小鳥醫生指著芭菲頭上豆大的汗珠。

「這個……這個……我也不是十分清楚。」

「有跟她量度過血壓、心跳和體溫等維生指數嗎？」

「有的有的，請等一下，我馬上過去取回紀錄。」

小鳥醫生看著躺在床上滿頭大汗的芭菲，眉頭一皺，彷彿有什麼不祥預感。

「醫生醫生，紀錄我找回來了。」護士快步趕回來，向小鳥醫生彙報，「芭菲從外科轉過來的時候血壓正常，只是心跳有點快，剛好超過了每分鐘一百下，而體溫……」

「體溫有點高對吧？」

「是的。大概三十七點六度左右。」

小鳥醫生點一點頭，雙眼仍然緊緊盯著芭菲，「我是小鳥醫生啊，認得我嗎？」

芭菲好像點了一下頭。

「知不知道這裏是什麼地方？」

「醫院。」

「什麼病房？」

「應該……應該是外科病房吧？」

「那麼今天是什麼時日？」

「這個……這個恐怕我記不起來了，應該是星期天吧？」

芭菲的答案當然不對。醫生一般不會在星期天上班，除非是在那天當值。

眼見芭菲神志比較混亂，小鳥醫生沒有驚慌，反而知道自己距離事實的真相越來越近，隨即「打蛇隨棍上」，「芭菲，可不可以把雙手伸出來，讓醫生看看？」

芭菲慢慢地把雙手伸出來，只見她雙手顫抖得相當厲害，小鳥醫生連忙叫她好好休息，然後著護士好好看顧她，定期監察她的維生指數，若果發現有什麼問題要馬上通報醫生。

但芭菲究竟出現了什麼問題？

小鳥醫生心中一直懷疑的，是傳說中的「抗精神病藥物惡性綜合症」（neuroleptic malignant syndrome, NMS）。這裏的「惡性」跟癌症腫瘤無關，不過這個惡性綜合症也真的非常可惡。

惡性綜合症非常罕見，但一般出現在思覺失調病人之中。這些病人多數正在服用超高劑量的抗精神病藥物，一旦身體出現某種生理壓力因素，例如感染，惡性綜合症便有可能出現。

　　惡性綜合症的病徵包括思緒混亂、血壓不穩、心跳加速、手震出汗等。若不妥善處理，患者可能會出現肌肉溶解和腎衰竭等現象，死亡的風險也相當高。

　　小鳥醫生馬上翻查病人的牌板，「咦？外科醫生在徵詢精神科醫生建議後，不是老早把病人的精神科藥物全都停止了嗎？為什麼還會出現惡性綜合症的症狀？」小鳥醫生翻閱牌板上的紀錄，原來外科醫生停止所有精神科藥物的原因，正正是因為芭菲在一兩個星期前的惡性綜合症症狀。

　　外科醫生停止藥物後，病人情況慢慢好轉。醫生恐防病人精神病復發，只好在幾天前重新處方低劑量的抗精神病藥物。處方藥物後一直相安無事，只是在轉送精神科病房之後，病人才重新出現惡性綜合症的症狀。

　　「醫生啊醫生。」小鳥醫生身後突然傳來一把聲音，原來是剛才幫忙的護士，在完成手頭上工作之後還有一點擔心，想向小鳥醫生瞭解病人究竟發生了什麼事。

　　小鳥醫生馬上簡潔地把惡性綜合症的症狀和起因向該名護士解釋，並著她馬上停止向該名病人派發抗精神病藥 olanzapine（奧氮平），以及處方適量的鎮靜劑，緩解病人惡性綜合症的症狀。

　　護士在瞭解病情之後，卻提出了一個非常重要的問題。

　　為什麼遲不遲早不早，芭菲會在進入外科病房之後，才突然出現惡性綜合症？

三 有入無出

病房護士突破盲點。芭菲雖然一直服用高劑量抗精神病藥，卻為何不遲不早，在入住外科病房期間才出現惡性綜合症症狀？

小鳥醫生也被考起，於是再次翻閱牌板，突然好像找到了些什麼，指著牌板上的一句，「你看，這段寫在芭菲的惡性綜合症病發之前。那時她發高燒，外科醫生找了傳染病科來看她。」

「就是說感染是惡性綜合症的誘發原因。」

「應該就是這樣。」小鳥醫生繼續往後看，又像發現到些什麼，「你又看看這裏。傳染病科過幾天又來診治芭菲，但找不到感染源頭。」

「那就是無論血液、尿液、大便等都找不出病菌嗎？」

小鳥醫生不斷點頭，「這就奇怪了，正常情況下，若果種不出病菌，感染不會那麼急和嚴重，也斷不會造成惡性綜合症。」

護士在一旁看著小鳥醫生，也不好意思發問打擾。

小鳥醫生突然拍一拍大腿，「對了！就是這樣。」小鳥醫生指著牌板的後幾頁，「傳染病科醫生在這裏提及，源頭正正是病人的腸臟。」

護士兩眼看著小鳥醫生，不明白小鳥醫生為什麼如此驚訝。

「病人這次入院是因為便秘。嚴重便秘會造成細菌位移，就是細菌穿越腸臟細胞進入血液造成感染的意思。」小鳥醫生當然要拋一拋書包，「血液感染誘發惡性綜合症，而血液一直種不出菌來的原因……」

「是因為醫生老早便給病人處方抗生素……」

「應該就是這樣。」雖然小鳥醫生沒有參與過病人在外科病房的治療過程，但想通了這一切的關係之後，心情也豁然開朗。交代餘下的工作之後，便回到辦公室處理當天其他的事務。

找到原因後，芭菲的情況一天比一天穩定，惡性綜合症的症狀也完全消退。幾天之後，又來到每週一次的 Team Round。

「小鳥醫生。」顧問醫生看見小鳥醫生聚精會神地看手機，故意提點，「你好像有一個新病人，對吧？」

「是的是的。」小鳥醫生連忙把手機收好，將芭菲的牌板打開，報告芭菲從外科到精神科病房的治療歷程，顧問醫生聽得入神。但在這個時候，坐在小鳥醫生對面的一名副顧問醫生突然發表意見，「原來是這個病人。她的哥哥有抑鬱症，一直在我的門診覆診。」眼前的副顧問醫生是院內的鑽石王老五，辛勤工作不喜歡放假，廣受其他同事歡迎，「她哥哥最近覆診時向我訴苦，說他非常害怕芭菲回家。」

「為什麼？」顧問醫生轉頭問道。

「雖然芭菲不是跟哥哥一起居住，可是根據哥哥描述，芭菲平常的自我管理能力好像不太好，家中像亂葬崗一樣。加上最近好像經常跌倒……」

「原來如此。」顧問醫生接道，「那芭菲是否真的如此呢？」

職業治療師連忙回應：「芭菲剛剛被轉介到我們職業治療部，我們會盡快替她作評估，看看她的自理能力如何。」

「好吧，你們替她評估一下吧。」顧問醫生知道病人剛剛入院，醫療人員未必能夠及時掌握病人的狀況，「小鳥醫生，你也跟病人的哥哥談談，聽聽他的看法吧。」

大家很快便完成了關於芭菲的討論。會議結束後，小鳥醫生馬上拿起電話，嘗試找芭菲的哥哥討論。

「你好啊，我是小鳥醫生，美麗醫院精神科，芭菲的主診醫生。請問你是不是芭菲的哥哥？」

「我等了你很久啊。」電話另一端的聲音語氣非常緊張，「醫生醫生，我求求你，你千萬不要讓芭菲出院啊！」

（四） 刮目相看

　　小鳥醫生早已預計會有反彈，卻沒有料到，芭菲的哥哥這麼快便會有如此強烈的反應。

　　「不要讓她回來啊，先在醫院多待一會⋯⋯我真的好怕她。」芭菲的哥哥繼續訴苦。

　　「這樣⋯⋯這樣⋯⋯」小鳥醫生惟有先岔開話題，「我們不如先說說芭菲的病情。芭菲轉過來精神科病房之後，情緒一直穩定。早前出現了一些惡性綜合症的症狀，現在已完全消退。」

　　「她⋯⋯」

　　小鳥醫生不等芭菲的哥哥插嘴，一口氣繼續說：「我們會慢慢替她調校好新的抗精神病藥物，調校好之後才回家慢慢休息。」

　　「但是醫生啊⋯⋯」芭菲的哥哥依然十分緊張，對小鳥醫生的計劃不以為然，「可不可以不讓她回家？我們實在照顧不了她。」

　　「這個⋯⋯」小鳥醫生正想解釋，病人根本不可能無了期住院，芭菲的哥哥卻不給小鳥醫生任何機會。

　　「我們實在不知道應該怎麼照顧她。芭菲經常無故跌倒，這次又突然入醫院。她的身體經常出問題，服用的藥物恆河沙數，真的不知下次出事是在何時。我們的父母一早已經離世，芭菲現在獨居，一旦出現問題，未必可以及時處理。」

「這樣吧⋯⋯」

「可不可以把她繼續留在醫院，或者把她送往安老院或私人院舍等地方？我自己有家庭也有小朋友要照顧，雖然臨近退休，但實在沒有如此多的空閒時間去照顧她。」聽著芭菲哥哥的訴說，看來照顧芭菲真的令他筋疲力竭。

「這樣吧。」終於輪到小鳥醫生說話，「我們再跟芭菲談一談，看看她的意願吧。畢竟芭菲是成年人，神志也未完全衰退，我們不能夠強迫她到安老院終老。」

芭菲的哥哥是抑鬱症病人，要他照顧另一位情況比他更嚴重的親人，所承受的壓力必定不少，亦令他的抑鬱症一直得不到緩解。在我們精神科門診中，也常有不少照顧者因為承受不了壓力前來接受治療。《聖經》說施比受更為有福，從這個角度去看，醫生真的不敢苟同。

小鳥醫生在掛斷電話之後，當然馬上要找芭菲談談，看一看她的近況，談一談她的治療計劃。而最重要的，就是跟她討論出院之後願不願意搬進安老院。

小鳥醫生在病房找到了芭菲，發現她變了個樣，入院時滿頭大汗、思緒混亂、頭髮蓬鬆的她，現在看上去精神奕奕，眼神也回復了神采。

「你好啊，芭菲。」

「你好啊，小鳥醫生。」芭菲猛向小鳥醫生點頭，「你又來看我啦。」

「對啊。這幾天過得怎樣？」

「還不錯。」芭菲繼續點頭，「食得好，睡得好，沒有什麼大礙。」

「這就好了。轉過來精神病房之前，那邊的醫生因為你的身體情況停止處方你的精神科藥物。現在你情況好轉，我們可能會處方另一種抗精神病藥物給你。」

「沒有問題。隨你的意思吧。」

芭菲在入院之前一直服用高劑量的 olanzapine（奧氮平）。由於惡性綜合症可以危及生命，醫生往後處方抗精神病藥物時需要非常小心。重新處方 olanzapine 可免則免，最好就是處方其他風險較低的抗精神病藥物，而 quetiapine（喹硫平）或者是 aripiprazole（阿立哌唑）也是不錯的選擇。

「還有一個問題，想跟你商量一下。」小鳥醫生說話的音量收細，好像是有一點心虛，「你有沒有想過出院之後的去向？」

「當然是回家居住吧？」芭菲不假思索。

「原來如此。回家居住當然有回家居住的好，但我們醫生也想過，你的身體及精神狀態未必合乎理想。安老院或私人院舍有專

人照顧，即使出現突發問題也可以即時處理，可能會是更好的選擇。」

「不會。」芭菲搖頭，語氣頗為斬釘截鐵，「我還是比較喜歡在家居住。如果有需要，我可能會請一個工人專職照顧。」

「原來如此。」小鳥醫生見芭菲心意已決，也無謂強迫，其實聘請工人也是解決問題的其中一個辦法。只是根據資料，芭菲一直獨居於公屋，財政上未必可以負擔得起，「你的財政應該沒有問題吧？」

「當然沒有問題。」芭菲自信地回答，「這不是什麼大數目。」

醫生在醫院經常自以為高高在上，但事實上，病人之中時常有隱形富豪出現。即使身住公屋，也有不少臥虎藏龍之輩。眼前芭菲的反應令人刮目相看，看來她也是隱形富豪中的一員。

五 熊市訊號

芭菲的哥哥不肯讓芭菲出院回家，除非她肯搬進安老院。芭菲則決不肯搬進安老院，最多只願意聘請工人照顧自己。

日子一天一天的過去，芭菲的精神科藥物早已調校妥當，她的情況亦非常穩定，只是出院問題成為僵局，小鳥醫生也無可奈何。

小鳥醫生忙著處理其他事情，幾乎忘記了芭菲的事。有一天，小鳥醫生在辦公室走到廁所的路途上碰見了上司的上司，也就是顧問醫生。

「你好啊，小鳥醫生。」顧問醫生向小鳥醫生點一點頭。

「你好啊。」小鳥醫生也向顧問醫生點一點頭。

「你那個叫……叫芭菲的病人，現在究竟怎麼樣？她入院已經一段時間了。」

顧問醫生其實非常關心病人，他雖然不常在病房出現，但每天最喜歡在電腦搜索病人的紀錄和資料，看看病人的治療進度究竟如何。秀才不出門，能知天下事，病房很多事情都瞞不過他的法眼。

「芭菲……」小鳥醫生有一點焦急，「芭菲的情況已經好轉，其實早已可安排出院，只不過她的哥哥因為照顧的壓力不肯接回芭菲，而她又堅決不肯進老人院，情願請工人照顧自己。」

「這個我有聽其他醫生提及……」顧問醫生點頭表示明白，「我們也真的無法強迫病人搬入老人院。根據你們過往的描述，芭菲的哥哥為人比較緊張，容易向壞方向想，這也是抑鬱病人其中之一個特徵。這樣吧……」

小鳥醫生其實人有三急，眼見廁所就在前面卻去不得，只有繼續強忍和不斷點頭。

顧問醫生繼續說：「你們可以給芭菲哥哥一些實質的證據，令他相信芭菲真的有進步，可以自行居住。」

「例如是職業治療師對芭菲在生活自理能力方面的評估報告，以及物理治療師對跌倒風險的評估報告嗎？」

「對的。另外，有沒有找過社工？社工可不可以安排些什麼服務，減輕芭菲哥哥的照顧壓力？」

「社工已經找了一些膳食服務給芭菲。膳食服務中心就在芭菲居住地方的附近，她可以每天到中心用膳，自行煮食出意外的風險便會大大降低。」

「這個很好。」顧問醫生滿意地點頭，「但還有一樣事情。」

「什麼事情？」小鳥醫生已經忍不住，差不多要失禁了。

「你剛剛說芭菲願意聘請工人，她的財政能力負擔得起嗎？」

「我向她打探過，她表現得非常有信心，看來應該沒有問題。但她的實質資產和收入，我就不太清楚了。」

「這方面你再深究一下吧。病人可能為了出院而誇大言辭，但就芭菲的情況而言，有個工人在家照顧也是較穩妥。」

「好的好的。」小鳥醫生應付完顧問醫生之後，馬上飛奔往廁所，完成目前最緊急的事。

至於顧問醫生所交代的事，小鳥醫生往後當然一一辦妥。芭菲的哥哥雖然不太好應付，但其實也是講道理的人。小鳥醫生向哥哥提出充分證據，證明芭菲的確可以適應獨居生活。那時候因為新型冠狀病毒疫情影響，醫院不得探病，小鳥醫生特地為芭菲和她哥哥進行了一次視像會議，給哥哥清楚看到芭菲的進展。

但是顧問醫生也說得對，芭菲雖然自信滿滿，說自己的財政沒有問題，可以聘請工人照顧自己，但她也可以是開出「空頭支票」欺騙醫生，作為出院的籌碼。

出院就只差這一步。病人的財政狀況比較私密，一般我們只需要知道大概的情況便可以。若對治療沒有多大影響，醫生一般不會深究。這一次卻是例外，小鳥醫生決定在芭菲出院之前親自去打探清楚。

「你好啊，芭菲。」

「你好啊，小鳥醫生。我是不是快要出院啦？」

「沒錯沒錯，你的情況已經好轉，你的家人也同意你出院繼續休養。但是還有一個問題想跟你討論一下。」

「什麼問題？」

「早前你跟我們說過，出院之後可能需要聘請工人。」

「對啊，哥哥也跟我討論過，我們都認為聘請工人是折衷的辦法。」

「很好。但是聘請工人畢竟是比較長期的事情，雖然每月只是數千港元，但長久下去也是一大筆金錢，加上你一早已經退休⋯⋯」

「哈哈，醫生，這個你不用擔憂。」芭菲再度露出自信的眼神。

「相信你有不少積蓄吧？雖然你早在十多年前退休，但在退休之前可是個會計師，我說得對吧？」小鳥醫生嘗試拋磚引玉，讓芭菲多說一點關於她的財務狀況。

「退休時有一筆錢，但也不是太多，大概一百萬左右吧。這十數年間，我把這筆錢放進股票市場。到了現在數目雖然不多，但也應該夠聘請工人直至終老吧。」芭菲看來胸有成竹。

「原來如此。十數年前恆指還是萬多點，近年曾衝破三萬點，投資股票市場真的比打工還划算。」

「恆指升幅只有一倍，當然不夠我的厲害。」芭菲中了小鳥醫生的激將法，「我現在至少有六七百萬，比電視機上的那些什麼專家厲害不知多少倍。」

一百萬本金翻六七倍，即使是基金經理也不能輕易達到。真人不露相，原來真正的高手往往在自己的身邊，甚至可能是自己的病人。

小鳥醫生只好繼續板起撲克面孔，隱藏自己的驚詫和掩飾自己如井底之蛙一般的見識，好好安排芭菲的出院手續，讓這個股神盡快回家，繼續決戰華爾街大鱷。

當天晚上，小鳥醫生回到家中，吃過晚飯之後本打算好好休息，女朋友卻突然大叫：「喂！你覺得買這些股票的 long call 期權怎麼樣？」

「什麼期權？我可不太清楚他們的玩法。」

「這幾天，我可一直在研究期權呢。Long call 可以小博大，蝕本也有限度，好像十分吸引。」小鳥醫生的女朋友馬上一股腦兒的給小鳥醫生上了一課，替小鳥醫生解釋期權的基本原理。

小鳥醫生疲倦的身軀躺在沙發上，即使女朋友所說的話多麼有趣，也提不起勁去回應。然而心中不禁擔心：當對股票一竅不通的女朋友也開始在談論期權，牛市是不是快要完結呢？

精神醫學小知識

吃藥太多的後果

精神科藥物不能吃太多,以下為大家介紹兩種與服食過量精神科藥物有關的常見嚴重藥物反應。

抗精神病藥物惡性綜合症

抗精神病藥(antipsychotics)主要用於醫治跟思覺失調有關的精神病,例如精神分裂和妄想症等。除此之外,一些比較嚴重的情緒病,例如嚴重抑鬱症和躁狂抑鬱症等,醫生都有可能使用到抗精神病藥。

根據理論和假說,思覺失調症狀源於多巴胺系統受到過分刺激,而抗精神病藥就是用來壓制患者的多巴胺系統,以減少思覺失調症狀出現。不過物極必反,多巴胺系統的過分壓制會令大腦神經失衡,患者會出現發高燒、肌肉僵硬、自主神經失調、精神混亂及意識改變等症狀。

抗精神病藥物惡性綜合症多出現在典型抗精神病藥物的使用者身上,對新一代非典型抗精神病藥物的使用者而言則較少出現。抗精神病藥物惡性綜合症屬於緊急狀況,一旦發現正在服食抗精神病藥的病人有如此反應,必須立刻送院治理。

血清素綜合症

在治療抑鬱症的時候,未必每一個病人對抗抑鬱藥都有正面反應。醫生可能需要加藥,或者處方多一種抗抑鬱藥。若果抗抑鬱藥劑量太高或種類太多,腦神經內的血清素濃度便會太高,從而引起血清素綜合症。

血清素綜合症病人會出現包括發高燒、神志不清、激動等症狀,嚴重會造成肌肉溶解和癲癇。跟抗精神病藥物惡性綜合症一樣,血清素綜合症為緊急個案,一旦發現必須立刻送院治理。

後記

　　此書初稿在 2021 年初完成，那時候小鳥醫生還在公立醫院工作。公立醫院的工作固然辛苦，每天面對病人無數，但現在回首一字一句，回憶卻是讓人溫暖無比。

　　當年執筆時沒有離開公立醫院的念頭，現在看看眼前的地方也真夠諷刺。故事之中經常出現當時的女朋友，過去也從沒想過緣分竟會如此早盡。

　　《21 世紀精神病院工作實錄》寫下了小鳥醫生的一段珍貴回憶，而這段回憶到了現在卻是無從重演。希望大家好好感受欣賞！

小鳥醫生

2022 年 12 月 2 日

21世紀 精神病院 工作實錄

作者　　　　小鳥醫生

總編輯　　　葉海旋

編輯　　　　李小媚

書籍設計　　Tsuiyip@TakeEverythingEasy Design Studio

封面圖片　　www.shutterstock.com

出版　　　　花千樹出版有限公司

地址　　　　九龍深水埗元州街 290–296 號 1104 室

電郵　　　　info@arcadiapress.com.hk

網址　　　　www.arcadiapress.com.hk

印刷　　　　美雅印刷製本有限公司

初版　　　　2023 年 2 月

ISBN　　　　978–988–8789–12–2